コロナ禍で見えた保健・医療・介護の今後

新自由主義をこえて

公益財団法人
日本医療総合研究所

新日本出版社

目次

序章　コロナ禍が浮き彫りにした医療・介護の問題と改革の課題

横山壽一

新型コロナウイルスの感染は、世界中で保健・医療の体制を揺るがし、経済・社会に深刻な打撃を与え続けている。日本では新規感染者は減少傾向に転じたものの、新たな変異株の登場と感染で再度「波」が到来する恐れもあり、なお終息が見えない状況にある。感染が拡大するなかで、感染しても入院できない、療養施設にも入れない人が増え続け、「自宅療養」を余儀なくされたまま命を落とす人が続出するという事態が生じた。「皆保険」体制は、いつでも、どこでも、誰もが、経済的心配なく、最高の医療を受けることができる体制として、様々な綻《ほころ》びを抱えつつも戦後の日本医療を支えてきた。医療の再編・縮小を進める政府も、「皆保険」は堅持すると表向きには言い続けてきた。しかし、コロナ禍で国民が目にした現実は、感染しても入院できない、それどころか医療さえ受けられないという、まさしく医療崩壊、そして「皆保険」の崩壊そのものであった。

医療崩壊が目に見えるかたちであらわれたのは第三波以降であるが、実際には、第一波の時でさえ、医療提供体制・感染症体制の問題が露呈しており、早急な見直しが求められていた。つまり、日本の医療提供体制・感染症体制は、コロナ以前からすでに感染症の拡大には十分対応できない脆《ぜい》弱《じゃく》な体制に陥っていたということである。介護についても、要介護であっても施設介護は利用できない、施設介護を希望しても入居できないという状態が介護保険の当初から存在し、崩壊というより機能不全の状態にあった。

ではなぜそうした脆弱な体制に陥ったのか、その背景と要因を整理する。そして、どのような改革が求められるか、その基本的な方向を考える。

第一節　日本の医療・介護の脆弱性

1　公的責任の回避と低医療費政策をめぐる議論

日本における医療・介護体制の脆弱性は、コロナ禍で一気に顕在化したが、その根源は戦前および戦後の医療政策にまで遡《さかのぼ》る。日野秀逸は、日本の医療について、戦前から、医療の公的責任はもっぱら軍事的要請と産業的要請に応える方向であり、公費を出し惜しみ、民間任せ（開業医と民間病院任せ）にし、負担は国民に転嫁する「低医療費政策、低診療報酬・高医療費負担政策」をとってきたと指摘する。◆1 日本の医療政策の特質を「低医療費政策」として捉えるこうした見解は、多くの論者によって示されてきた。川上武は「本来公共投資すべき医学研究・医学教育・医療施設などの費用を開業医をパイプとして患者に転嫁していく政策」を低医療費政策の本質と捉え、日本における医療の公共性の弱さをそこに求めた。◆2 また佐藤二郎は、医師の養成も政府が責任を果たさず、私学への進学を政府が奨励して医療経済に公的資金や資本を投入することを節約し、医師の養成・確保にも低医療費政策が貫かれたとした。[3] もっとも「低医療費政策」については、日野自身も本質概念ではなく現象概念であり、日本資本主義の特質との関連で問題を歴史的に捉え、福祉や住宅など共同消費手段に共通する問題性を明確にし、労働者の低賃金構造と結合させて理解することが必要であると指摘しており、[4] 日本の医療政策をこの概念だけで捉えることには限界がある。

しかし、戦前・戦後を通じて、政府が医療保険、医療施設、医師養成等に必要な資金を投入する公的責任を果たさず、民間や国民に肩代わりさせてきたことが医療の公共性を不十分なものにしたこと、そのことが日本の医療における脆弱性の根源にあることは、これまでの研究から確認できる。では、こうした問題が医療提供体制の整備にどのように具体化されていったのか。次にそのことを見ておこう。

2　戦後医療提供体制の整備——公的医療機関中心から民間医療機関中心への転換

まず、戦後の医療機関整備の展開過程を確認しよう。その始点は、戦後改革の一環として、戦時の日本医療団が解体され都道府県・市町村に移管されたことに求めることができる。そして、一九四七年の医療法は、公的な医療機関を中核的な医療機関として整備することとし、国が公的医療機関の設置に補助できる規定も設けた。一九五〇年策定の医療機関整備計画においてもこの方針に沿って、一般病院は都道府県立の公的医療機関を中心に中央病院、地方病院、地区病院という順に病床数の目標に達するまで整備、公的診療所は公的病院の出先機関としたうえで伝染病院は原則として地区病院に附置することとされた。

しかし、その後、公的医療機関中心の整備は修正・転換されていく。一九六〇年には政府の全額出資による医療金融公庫が設置されて、私立の病院・診療所の設置や機能強化への融資が始まり、一九六二年の医療法改正では公的医療機関に対する病床規制が設けられた。公的医療機関中心から民間医療機関中心への整備方針の転換である。その後は、医療機関数・病床数とも、民間医療機関が公的医療機関を遥かに凌《しの》ぐ勢いで増大を続け、一九七〇年代初頭までには民間医療機関中心の医療提供体制が出来上がる。[5] その過程は同時に、「大病院における集積・集中の過程でもあった」。つまり、病院の大規模化、病床の集中、医師・医療従事者の集中とその反面での個人医業経営の零細性が進展する過程でもあった。[6]

3　医療費抑制政策と医療提供体制の再編

民間医療機関中心ではあるが、一九七〇年代初頭には、「一県一医大構想」（一九七三年）にみられるように、医療機関と病床の量的拡大はまだ続いていた。しかし、オイルショックを契機に高度成長は終焉《しゅうえん》し低成長の下での福祉見直しの時代へと移行。医療では医療費抑制が政策の中心に据えられ、医療提供体制も再編へと向かうことになる。その本格的な開始を告げる役割を担ったのが周知の「医療費亡国論」（一九八三年）である。

医療費抑制のターゲットにされたのが、入院医療費と高齢者医療費である。医療費亡国論の論者（厚生省保険局長・吉村仁など）は、高齢者医療費について、老人医療無料化（一九七三年）以降、「病院がサロン化した」など批判を展開し、廃止の機会を伺ってきた。そして一九八三年老人保健法で「目的」を果たす。しかし、それで終わらずその後も窓口負担引き上げ等で攻撃を続けた。もう一つの入院医療費をめぐっては、政府・与党は、病床再編・削減と診療報酬による誘導で抑制へ乗り出し、まず、医療法を改正して（一九八五年）病床規制を制度化（二次医療圏ごとの必要病床数を設定し過剰病床圏域での増床認めず）、翌年には国立医療機関統廃合計画、医師数削減計画を発表、一九八六年診療報酬改定では、長期入院に対する入院時医学管理料の逓減制の強化、定数超過入院の是正等の入院の適正化、在宅医療の推進等が行われ入院への規制が本格化する。

こうした経緯を経ながら、医療費抑制をめざして医療の需要抑制と供給抑制を柱とする枠組みが出来上がり、それぞれ具体化が図られていくが、これらにもう一点新たに加えられたのが予防の強化である。「健康日本二一」などへの国民動員と公衆衛生体制の再編を進め（一九九四年地域保健法）、健康の自己責任・自己管理による予防が医療費抑制の手段にされていく。自己責任型の予防は、需要抑制にも供給抑制にも作用し、後にみる健康のビジネス化にも道を拓いていくことになる。

4　社会保障構造改革と医療提供体制の「効率化」

一九九〇年代半ばから本格化する構造改革は、一九八〇年代以降につくり上げられた医療費抑制の枠組みを最大限活用し、さらに加速させた。社会保障構造改革は、経済社会全体にわたる構造改革の一環として位置づけられ、「高コスト構造からの転換」と「新事業新産業の育成」を社会保障分野で具体化する役割を担った。医療費抑制は「高コスト構造からの転換」の主要な柱として、いわば「錦の御旗」として使われ制度改革を主導した。◆7

構造改革のもとで医療提供体制は弱体化していく。厚生労働省「二一世紀の医療保険制度――医療保険及び医療供給体制の抜本的改革の方向性」を起点とする構造改革下の医療改革は、医療提供体制の改革においては、病院・病床機能の再編（第三次医療法改正での大病院から地域重視へ、地域医療支援病院創設、第四次改正での病床区分）を進め、入院医療及び病床数の「適正化」、過剰病床の削減、介護保険制度創設による医療から福祉へのシフトなどによって入院機能の再編・縮小を進め、これらを診療報酬によって誘導・促進した（包括払い制の導入・拡大、急性期・慢性期の区分）。そして、二〇〇〇年代初めの小泉政権のもとで構造改革は加速していく。

小泉政権は、診療報酬のマイナス改定（二〇〇二年、二〇〇六年）で医療機関を追い詰め、入院医療の機能分化、長期入院の医療機関別包括評価、在宅医療の推進などを通じて「効率的な医療提供体制」の確立を急いだ。この結果、一九九三年をピークに減少を続けていた病院病床数は、一連の動きによってさらに減少し、医療提供体制の弱体化が一段と進んだ。

小泉政権後も、「効率的な医療提供体制」への動きはさらに推進されていく。そのターゲットにされたのが公立・公的医療機関である。「公立病院改革ガイドライン」（二〇〇七年）は、再編・ネットワーク、経営形態の見直しも含む「経営の効率化」を求め、病床利用率を指標に病床の削減を迫った。さらに、地域医療構想・病床機能報告制度（二〇一四年）による病床機能別の病床「整備」計画の策定とそれに対応した「新公立病院改革ガイドライン」は、医療需要等の手法を用いて病床削減を新たなレベルへと引き上げ、「効率化」の名の下で極限までの削減と再編を求めた。公的病院についても、「公的医療機関等二〇二五プラン」を示し（二〇一七年）、地域医療構想と整合性のあるプラン策定を求めて病床削減を迫った。

社会保障構造改革は、同時に、新事業新産業の育成の課題にそって、医療の産業化を推進してきた。その最大の目標は医療への株式会社の参入＝営利化に置かれ、規制緩和によって解禁を図ることを繰り返し求めてきた。その目標は激しい抵抗にあい実現に至らなかったが、構造改革特区（先端医療産業特区）の創設などで布石を打つとともに、営利化の議論を通じて経営の効率化や自由診療の拡大など競争環境の拡大を進め、その圧力を使って医療提供体制に揺さぶりをかけ続けた。そのことが、直接、間接に医療提供体制の弱体化を招いたことは否定できない。

構造改革は、市場機能の強化を図ることによる経済成長の回復・促進を目指し、規制緩和を主要な手段に、公的セクターの解体と民間セクターへの転換、競争関係の拡大によるコスト削減など、市場における参入撤退の自由と価格競争を進めてきた。その政策は、まさしく「市場原理主義」を基本とする新自由主義の政策にほかならない。とはいえ、これまで見てきた医療費抑制政策をすべて新自由主義による政策と見なすのはやや乱暴である。医療費抑制政策は、新自由主義と親和的ではあるが、新自由主義の登場以前から日本の医療政策の特有な発想から出発し、やがて新自由主義によって最大限活用され、新自由主義的政策の主要な手段とされていったと捉える必要がある。この点は後であらためて触れたい。

5 介護政策と介護体制の脆弱性

介護政策においても、医療政策と同様に介護費用の抑制政策と公共性の不十分さを指摘することができる。日本の福祉政策は、戦前には軍事政策への従属、天皇制の下での恩恵的・慈善的福祉と民間依存、自助・互助の強制によって、徹底的に抑制されてきた。戦後は、新憲法のもとで新たな法・制度が整備され、人権保障の実現に向けて歩み始める。介護政策は、おもに社会福祉の領域で扱われ、貧困対策として実施されてきた。社会福祉には措置制度が導入され、公的責任による実施の枠組みがつくられたが、介護サービスの多くは措置委託を受けた民間によって提供された。措置費も低く抑えられたため、人員配置もサービスも低い水準に置かれた。一九六三年の老人福祉法によって介護施設が制度化されたが、その構造に変化はなく、介護施設も在宅介護サービスも大きく増加することはなかった。

一九七〇年に高齢化率が七パーセントを超え高齢化社会に突入すると、高齢者の医療や介護への関心が高まり、老人医療の無料化を求める国民の声に押されて、一九七三年に政府は老人医療無料化の実施に踏み切った。この年は社会保障予算も大幅に増え「福祉元年」と呼ばれた。しかし、不幸にも、その年の秋には「オイルショック」が生じて一気にゼロ成長へ転落し、高度成長は終焉。以後、福祉抑制へと旋回し、高齢化の進展にもかかわらず、老人医療無料化批判、日本型福祉社会論による家族介護と民間活力の推進、そして臨調「行革」による歳出削減と福祉補助金のカット等、強力な抑制政策が展開される。

福祉抑制政策は、介護問題を一段と深刻化させ、相次ぐ介護殺人・介護心中によって介護は社会問題化し、福祉の抑制政策は限界に達する。そして、量的抑制から量的拡大政策へと転換が始まり、消費税導入の口実に高齢化問題が使われたことを契機に、介護サービスを整備する「ゴールドプラン」（高齢者保健福祉推進一〇か年戦略）が策定され、量的拡大策の実施が始まる。しかし、それは単なる量的拡大ではなかった。消費税で国民に費用を転嫁しつつ、仕組みを変えて費用を抑制する方式、具体的には措置制度から利用契約方式への転換と一体となった量的拡大である。時折しも構造改革が動き出したところであり、社会保障構造改革の具体化が急がれていた。そのタイミングで持ち出されたのが介護保険制度の導入である。

介護保険は、社会保障構造改革の「突破口」として位置づけられ、介護問題への社会的対応を図りつつ、同時に社会保障の仕組み自体を変える役割を担って導入された◆8。年齢制限、要介護認定による振るい落とし、介護度ごとの利用上限の設定、第二号被保険者に対する特定疾病での制限など幾重にもわたる利用制限、応益負担の利用料設定、非課税世帯への保険料賦課、国庫負担割合の半減化など、利用が増加しても費用を抑制できる仕組みを整えた。そして何よりも、公的責任を根拠づけていた措置制度を廃止して利用契約方式に転換し、その後の福祉制度全般にわたる措置制度解体に途《みち》を開いた。この転換によって、利用者による事業者の選択を通じた競争の促進が可能となり、事業指定方式、事前規制から事後的チェックによる規制緩和、営利事業の参入解禁と合わせて、一気に福祉制度を市場化させた。

新自由主義的改革としての構造改革を社会保障の領域でそのまま体現した介護保険は、介護報酬の抑制、常勤換算方式による人員配置基準の実質切り下げ、施設整備の抑制と施設介護利用の追加的制限、介護予防サービスの制度からの排除など実施上での制限も加わって、介護施設の絶対的不足と個室化の遅れ、介護労働者の慢性的不足、低所得層の制度からの排除、家族の介護負担の増大、介護離職等を現実化させ、介護の社会化どころか介護問題に対応しえない脆弱な介護体制をもたらした。

コロナ禍は、こうした脆弱性を露わにした。特に、手薄な医療体制、人員不足、個室化の遅れはクラスター発生の要因となり、感染拡大による多数の犠牲者を生み出した。

第二節　医療・介護抑制政策と新自由主義的改革

1　医療費抑制政策の手法と論理

　医療政策の大原則に据えられた医療費抑制は、一般的には医療費の変動要因に対応して需要抑制、供給抑制、報酬抑制が手法として用いられ、需要抑制政策では、窓口負担の引き上げ、コスト意識の喚起、予防の強化等、供給抑制政策では病床規制、病床機能再編、医師抑制等、報酬抑制では文字通り診療報酬の抑制が、それぞれ具体化され実施されてきた。

　実施の際には、様々な「抑制の論理」が持ち出され正当化が図られた。医療費抑制策の起点となった「医療費亡国論」では、経済社会との衝突、直接には経済成長への制約が持ち出された。需要抑制を正当化するため、過剰受診を批判し、みだりな受診が限りある資源の浪費をもたらすとされ、供給抑制については、病床過剰が入院費を押しあげ、医師過剰が需要を誘発して医療費を増嵩させるとされた。その際、空床は不要な病床とみなして削減の対象とされ、医師の不足も、偏在が問題とみなされ増員は不要との「論理」が持ち出されてきた。また、在院日数が長いこと、医療の必要度が低い患者の入院はムダとみなされ、それらを排除した効率的な医療提供体制の構築が目標とされた。

医療費抑制は、医療の市場化を進め、医療を産業として育成していく政策と一体的に進められてきた。その際に持ち出されたのは、標準を超える部分をアメニティ部分とみなして制度から外し、選択を拡大することで多様なニーズに対応するとの「論理」であった。混合診療の解禁拡大、アベノミクスのもとでの健康・医療戦略、ヘルスケア市場の拡大等にその具体化を見ることができる。制度の縮小で市場を拡大し、拡大された市場の活用で制度を縮小するという「二正面作戦」の展開である。

2　介護費用抑制政策の手法と論理

介護については、上述したように介護保険制度そのものが「介護費用抑制装置」として作動しているが、その装置の強化のために様々な「論理」が持ち出されてきた。例えば、予防重視による費用抑制のために、「過度な」介護サービスの利用は身体機能の低下を招くとされて、生活援助に制限が加えられ、さらに予防給付は他の予防事業と総合化される方が効果的とされて介制保険から外され、在宅の人は家賃も食事代も自己負担なのだからと介護施設での居住費・食事代が導入され、持続可能な制度のためとして施設介護の対象が限定されてきた。

3　医療・介護の新自由主義的改革

医療・介護抑制政策は、以上のように縦横な手法と論理を駆使しながら具体化され実施されてきた。それらの多くは新自由主義的改革の具体化として位置づけることができるが、先に触れたように、医療・介護抑制政策のすべてを新自由主義改革とみなすのはやや乱暴であり、不正確と言わざるを得ない。そこで、あらためて新自由主義改革について簡単な整理をしておきたい。

新自由主義については、すでに多くの優れた分析があるが、ポイントは、階級対抗と市場の自由化の位置づけである。それを端的に示したのがD・ハーヴェイ『新自由主義』である。彼は新自由主義を単なる市場原理主義の理論として理解するのではなく、戦後レジームの下で浸食された「階級権力の回復」を目指す新たな政治経済体制として捉え[9]、「新自由主義とは何よりも、強力な私的所有権、自由市場、自由貿易を特徴とする制度的な枠組みの範囲内で個々人の企業活動の自由とその能力とが無制限に発揮されることによって人類の富と福利が最も増大する、と主張する政治経済的実践の理論である」とし、新自由主義を「階級権力を回復する一手段」として位置づけた[10]。階級権力の回復のための武器として用いられたのが市場の自由化である。二宮厚美は、「新自由主義とは社会の資源配分を市場原理にゆだねること、つまり資源の効率的配分を市場の自由競争の下で実現しようとする考え」だとして、この点を明確化した[11]。

これらを踏まえた内容が友寄英隆の以下の分析である。「新自由主義は、現代の資本主義体制を擁護し、その強化をはかるブルジョア・イデオロギーの最新の支配的形態であり、20世紀後半いらい、多国籍企業の展開とともに、世界資本主義の主要な潮流として政治、経済、社会、教育・文化など各分野の諸現象に現れている。その特徴は、市場原理を経済政策はじめ社会のあらゆる分野に押し広げて、競争によって経済の効率性と社会の活力を発揮させるとしている点にある。／また、その特徴は、グローバル化した世界市場での競争を促進して、大資本による労働者・国民への支配と搾取の強化、資本蓄積の発展を図る点にある[12]」。

では、新自由主義の「新しさ」はどの点にあるか。二宮厚美は、古典的自由主義との比較で、①打倒対象が戦後福祉国家であること、②市場原理の徹底のために「強い国家」を背景に持って市場競争の秩序を権力的に打ち固めること（自由な市場と強い国家）、③近代民主主義とかけ離れた大企業主義の構築を挙げた[13]。

そこであらためて問題になるのが新自由主義改革と国家統合との関係である。この点について後藤道夫は、市場秩序との関係では、国家は二つのレベルの役割があるとして、①市場ルールの形成・普遍化、ルールの強制性を担保するための強烈な国家権力（市場ルールの決定者と裁定者）、②市場秩序から脱落する部分、市場秩序に反抗する部分を抑圧し、市場秩序に戻していくための国家権力（脱落者に対する救貧レベルの社会保障と強い国家としての治安国家）を挙げ、市場の自由化と「強い国家」との関連を指摘した[14]。

以上を踏まえて新自由主義的改革を整理する必要があるが、その際に留意すべきは、友寄が指摘する以下の点である。友寄は、イデオロギーと経済政策は相対的に区別してみておくことが重要であるとしたうえで、「経済政策を検討するときには、そのイデオロギーで決め付けるのではなくて、その政策の具体的な内容や条件にそくして、厳密に検討・評価することが必要です」と述べ、「新自由主義は悪、だから構造改革もダメ」といった抽象的で大雑把な批判にならないためにこそ、新自由主義の内容を深く正確につかむことが必要であると注意を喚起している。[15]

この指摘も踏まえて、医療・介護分野における新自由主義的改革の具体化について整理すると、以下の内容を挙げることができる。

①医療機関の縮小・効率化、公的医療機関の縮小（小さな政府と費用の削減）
②保険の範囲の縮小、利用者負担の応益負担、混合診療の拡大
③医療における競争の促進（広告規制緩和、保険者機能の活用、自治体間競争）
④公衆衛生の再編（健康の自己責任、保健所の縮小、効率化＝予備の切り捨て）
⑤介護における民間供給化（非営利原則からの転換、措置制度の解体）
⑥介護における競争環境の整備促進（利用者の選択、事後規制）
⑦労働市場の規制緩和、低賃金労働の活用、外国人労働力の規制緩和

また、「新たな手段を用いた給付抑制と供給体制の抑制、市場の拡大」の全般的な手法として、以下の内容も併せて視野に入れておく必要がある。

①自助論（自己責任プラス地域・住民責任論、社会保険＝自助の共同化論）
②財政危機（負担の不公正論、世代間格差論、「能力」負担論）
③社会保障の限界（持続可能性、制度の縮小と市場の活用）
④地域差（自治体間競争、コスト削減）
⑤デジタル技術など新技術の活用、それ自体の産業化、給付と負担の管理

日本における新自由主義的改革の展開について、本書ではおおよそ次のような理解に立っている。新自由主義の台頭は、国際的には一九七〇年代半ばの高度成長の終焉以降であり、レーガノミクス、サッチャリズムなど、ケインズ主義政策から「小さな政府」への転換を進める政策として登場し、日本においても同時期に臨調「行革」など民間活力の活用による市場化・営利化が進められるが、当時、日本はなおグローバル化の度合いは低く、自民党政権も依然として補助金や公共事業による農業・中小業者の保護等を支持基盤のために維持しており、グローバル化に対応した新自由主義的政策への転換には踏み切れない状態にあった。

この転換が行われるのが、一九九六年に発足した橋本龍太郎内閣による「六大改革」、すなわち構造改革の開始による。その後、消費税増税による政策不況によって、やや足踏み状態が続くが、「構造改革なくして景気回復なし」「聖域なき構造改革」を掲げる小泉純一郎政権によって新自由主義的改革の本格的な展開が始まる。その後、構造改革による歪みが次第に露わになり格差・貧困が拡大し一定の見直しを余儀なくされるものの、「社会保障機能の強化」にみられるようにその見直

しも逆手にとってさらに新自由主義的改革を進めており、各政権の政策は、民主党政権も含めて、基本的には新自由主義的改革として位置づけることができる。ただし、上述したように、その評価は政策の具体的な分析を通して行う必要がある。

第三節　医療・介護制度改革の課題

コロナ禍の経験は、効率を最優先した医療・介護提供体制と感染症体制のこれまでのあり方を根本的に見直し、感染拡大に対応しうる強固な体制を再構築する必要性を教えた。つまり、感染が起きていないから縮小するのではなく、いつ起きても対応しうるよう体制を整えておくことの必要性である。そのためには、地域医療構想による病院・病床削減、とりわけ公立・公的医療機関の縮小・再編の動きを直ちに止め、医療機関の機能強化と増床、保健所の抜本的強化、国立感染症研究所・地方衛生研究所の拡充、医師・看護師の増員と感染症専門医・感染管理認定看護師・専門看護師（感染症）など感染症専門の医師・看護師の養成と配置等を計画的に取り組む必要がある。また、介護保険制度を抜本的に改革し、あらためて介護の社会化の実現に向けて、介護を要する国民すべてが介護サービスを利用できる仕組みを再構築しなければならない。

しかし、こうした方向とは全く逆の「教訓」をコロナ禍から引き出す動きが医療の分野では広がりつつある。具体的には、さらなる医療機関の再編・縮小を進めようとする動きである。その代表が、日本における病院・病床が多すぎるとして問題にし、そのことに医療崩壊の原因を求める議論である。例えば、渡辺さちこ・アキよしかわ『医療崩壊の真実』は、「医療資源「配分」の問題の背景に、日本において〝病院数過多〟による医療資源の「分散」という深刻な問題があるのです。今回コロナがその「分散」の問題を「医療逼迫《ひっぱく》・医療崩壊」という形で炙《あぶ》り出したのです」と指摘し、医療機関の再編・統合と病床の適正化＝削減、病院の集約化を提案している。[16]「病床過多・医療資源分散による医療崩壊」論は、経済界（経団連等）、マスコミ（日本経済新聞、読売新聞等）でも取り上げられ、地域医療構想の加速化を促す援軍の役割を果たしつつある。

こうした議論がしばしば主張するのが、日本は外国より病床が多すぎるというものである。日本の総病床数は、日本医師会が整理しているように、病院および有床診療所の一般病床、療養病床、病院の感染症病床、結核病床、精神病床を合計したものである。しかし、総病床数が全国計ではない国もあり、米国では全米病院協会登録病院数が把握されているし、イギリスでは民間セクターを含まない病床数の統計がとられている。しかも同国では、地域ごとに集計範囲が異なり救命救急や集中治療室等を含まない地域もある。また日本がＯＥＣＤ（経済協力開発機構）に報告している急性期病床には、一般病床の回復期リハビリテーション病棟が含まれるが、諸外国では、リハビリ病床は急性期病床とは区分されている。したがって、病床の国際比較は慎重でなければならない。しかも、日本の病床は、精神病床が約二割を占め人口一〇〇〇人当たりの病床数では他の先進国の二倍から八倍にもなる。こうした実情を無視した機械的な比較は実態を誤って伝えることになりかねない。

分散型医療資源が医療崩壊の要因であるとする捉え方と結びついているのが、民間医療機関のコロナ患者受け入れ割合が低すぎるという指摘である。厚生労働省は二〇二〇年一〇月二一日の地域医療構想に関するワーキンググループの会議に、急性期病棟を持つ医療機関のうちコロナ患者の受け入れ実績があるのは、公立五三パーセント、公的等六九パーセントに対し、民間一四パーセントであるとする資料を提出した。これらの数値を使って、日本経済新聞や読売新聞などが民間医療機関への批判を展開し始めた。民間医療機関がコロナ患者を多く受け入れられないのは、約七割が二〇〇床以下の中小病院で、医師も看護師もぎりぎりの状態でとても受け入れられる状況にはないという実態がある。批判する側は、そのことも承知のうえで、逆にそのことを医療機関の集約化が必要とされる根拠にも使っている。厚生労働省が地域医療構想の推進を止めないのも、こうした背景がある。

地域に中小病院や病床が数多くあることは、身近に医療を受けられる態勢が整っていることを意味しており、それ自体が問題ではない。問題なのは、そうした医療機関が安定的に機能することを難しくしてきた診療報酬の抑制、医師・看護師養成の抑制、その結果としての医師・看護師の慢性的不足と、そこからくる空床の発生である。そのすべてが医療費抑制を至上目的とした医療政策に端を発している。必要な医療が行われなくなれば国民のいのちも守れなくなることは、コロナ禍の経験によって再認識された。これ以上いのちを軽んじる医療政策を続けることは許されない。日本の医療に警鐘を鳴らし続けてきた本田宏は、今回のコロナ禍が「医療・福祉再生のラストチャンス」だと指摘する。◆17 いまこそ、保健を含め医療・福祉を抜本的に変え、いのちを守りぬく政策を実現すべき時である。

注

◆1 日野秀逸『医療の基礎理論』労働旬報社、一九八三年、一九五〜二〇一ページ。
◆2 川上武『現代の医療問題』東大出版会、一九七二年、八九ページ。
◆3 佐藤二郎『日本の医療費』民衆社、一九七〇年、五一ページ。
◆4 日野秀逸前掲書、一九九ページ。
◆5 河野すみ子「一九六〇年代から七〇年代初頭の医療提供体制をめぐる議論」、『日本医療経済学会会報』第二五巻第一号、二〇〇六年。
◆6 西岡幸泰『現代日本医療政策論』労働旬報社、一九八五年、二三ページ。
◆7 横山壽一『社会保障の市場化・営利化』新日本出版社、二〇〇三年、参照。
◆8 同上、第三章参照。
◆9 菊池恵介「格差社会からグローバル恐慌へ――デヴィッド・ハーヴェイ『新自由主義』を導き

の糸として」、三宅芳夫・菊池啓介編『近代世界システムと新自由主義グローバリズム』作品社、二〇一四年、五〇ページ。

◆10 D・ハーヴェイ『新自由主義』作品社、二〇〇七年、一二ページ、四五ページ。

◆11 二宮厚美『現代資本主義と新自由主義の暴走』新日本出版社、一九九九年。

◆12 友寄英隆『「新自由主義」とは何か』新日本出版社、二〇〇六年、九三ページ。

◆13 二宮前掲書。

◆14 後藤道夫「座談会・新自由主義改革と国家統合」『ポリティーク』〇四、旬報社、三五ページ。

◆15 友寄英隆、前掲書、九五〜九七ページ。

◆16 渡辺さちこ・アキよしかわ『医療崩壊の真実』エムディエヌコーポレーション、二〇一二年、一〇ページ

◆17 本田宏・和田秀子『日本の医療崩壊をくい止める』泉町書房、二〇一一年、九ページ。

第1章　医療提供体制の再編と公立・公的病院削減政策の破綻と再生

長友薫輝

第一節　コロナ禍でも継続する医療提供体制の再編

新自由主義的な社会保障「改革」がコロナ禍においても継続している。従来の路線の変更は確認できず、コロナ禍となる以前に決定された改革内容が、粛々と実践されている。

コロナ禍となって、特に第五波においては医療崩壊が現実のものとなって、広く知られたところである。ただ、医療現場や介護、社会福祉の現場にとっては、以前から崩壊と称される状態が継続しており、人員不足が常態化していることも周知となっている。

医療崩壊の原因には、医療資材や機器類の海外への生産シフトの進行というグローバル化とともに、一九九〇年代半ばからの地方分権改革や行財政改革、市町村合併という一連の新自由主義的改革の進展がある[1]。

新自由主義的改革は余裕ある人員や病床体制ではなく、医療現場に効率性を求めるとともに、医療や介護などについて部分的産業化、市場化を推進することとなった。これまで、公的医療費抑制と親和性の高い新自由主義に着想された部分的市場化、産業化を推進する政策が絡み推進されてきた[2]。コロナ禍における医療崩壊が正確に認識されるよう、いま起きていることを把握し、これまでの経緯をわかりやすく公表する必要がある。

患者数が増加すると医療崩壊が起き、入院も受診もできない「自宅待機者」や「入院調整中」が増大する医療提供体制はどのように再編すべきか。ポスト・コロナの再編のあり方を考えるため、これまでの公的医療費抑制策における医療提供体制の再編動向について本章では検討したい。

なお、医療崩壊はこれまでの政策のミスリードによって、引き起こされたものだと考えている。公的医療費抑制策の一環として医療提供体制、なかでも公立・公的病院による医療提供体制の縮小等が企図され実行されてきた。さらに、直近では地域医療構想を主な手段として、地域で病床数を管理し抑制を図る政策の徹底が図られている。

第二節　医療提供体制の再編策と公立・公的病院の再編・統合政策

1　国立病院・療養所再編成計画から現在までの供給抑制策

一九八〇年代に入り、公的医療費抑制策が展開されるようになった。供給抑制に関しては、まず「国立療養所・病院の再編成計画」（一九八六年一月）が挙げられる。厚生省内部文書では「立ち枯れ作戦」とも表記された内容が含まれていた。[3] なお、この計画の前月、一九八五年一二月には地域医療計画にもとづく「地域医療圏」の策定が求められ、地域で病床を管理する計画の発端となる。序章にも触れられている医療法第一次改正である（一九八五年一二月二〇日）。現在の地域医療構想につながる内容として注目しておきたい。

この再編成計画に対しては、地域住民や自治体、労働組合などが各地で「病院を守る会」などを組織して、病院存続に向けて世論形成を図るアクションが展開された。[4]

公立・公的病院の再編・統合については、近年では総務省発出による「公立病院改革ガイドライン」（二〇〇七年）が挙げられる。「公立病院改革ガイドライン」による供給抑制策の影響により、二〇〇四年には全国に九九九の公立病院があったが、二〇一四年には八八一にまで減少した。[5]「公立病院改革ガイドライン」は、①経営効率化、②再編・ネットワーク化、③経営形態の見直しを柱とするものであった。

次いで出された「新公立病院改革ガイドライン」（二〇一五年）では、上記の三点に加えて、④地域医療構想を踏まえた役割の明確化が新たに柱とされ、地域医療構想との整合性を図ることを求めた。民間の医療機関では難しい不採算医療を担うことを公立病院に求めながら、「民間病院の経営状況に係る統計も参考にして、民間病院並みの効率化を目指して取り組むべきである」（「新公立病院改革ガイドライン」）と述べている。さらには、公立病院による医療供給を縮小させるように、財政誘導も展開されてきた。[6]

直近では「『持続可能な地域医療提供体制を確保するための公立病院経営強化ガイドライン』の方向性について（中間のまとめ）」が二〇二一年一二月一〇日に公表されている。策定時期は二〇二二年度または二〇二三年度で、プランの期間は二〇二七年度までを標準としている。経営強化という文言が強調されているが、これまでのガイドラインと同様に、果たして公立病院に対して経営強化という観点がなじむかどうかがポイントとなる。コロナ禍で知られることとなったように、全国の感染症指定医療機関は三六七病院あり、このうち三四六病院は公立・公的病院が担ってきた。不採算医療は主に公立・公的病院が担ってきたところであり、その役割はいっそう重要であることが明白となっている。

2 地域医療構想の推進

入院できる病床数の管理のための計画、地域医療構想の策定と推進が自治体に求められてきた。地域医療構想は「新公立病院改革ガイドライン」の四点目の柱として付記されたものである。

地域医療構想とは、二〇一四年の医療介護総合確保推進法によって制度化され、二〇一六年度中にすべての都道府県において策定された、入院できる病床数（ベッド数）を各地で管理する計画の一つである。地域医療構想は、各都道府県内の二次医療圏を原則とした全国三三九構想区域で「必要病床数」を算出している。この「必要病床数」は地域の病床数を管理する手段としてだけでなく、実は「医師需給推計」や「看護師需給推計」にも連動させていることに注目したい。つまり、地域ごとの病床数の推計と管理によって、各地の医師や看護師などの人員体制を管理・抑制することにつながっている。

二〇二五年における、（政府から見た）医療供給体制のあるべき姿を描いたものが地域医療構想である。二〇一八年四月からスタートした第七次医療計画の一部として組み入れられている。地域医療構想は機能別での病床数を管理するものであり、一般病床と療養病床を有する病院・診療所は毎年、都道府県に対して病棟ごとに四つの医療機能区分で報告することになっている。四つの医療機能区分とは、高度急性期、急性期、回復期、慢性期であり、最も診療密度が高いものは高度急性期となる。

地域医療構想は構想区域ごとに、この四つの医療機能ごとの二〇二五年の医療需要と必要病床数を推計し定められた。地域医療構想を策定した都道府県は、厚労省から提供されたデータとソフトを使用し推計を行っているが、この推計がどのように算出されるのかという重要な根拠は公表されていない。

各都道府県の二次医療圏を基本とした構想区域ごとに、地域医療構想調整会議が設置されている。都道府県は毎年度、地域医療構想調整会議で合意した具体的方針をとりまとめる。その内容は、二〇二五年を見据えた構想区域において担うべき医療機関としての役割と、二〇二五年に持つべき医療機能ごとの病床数を含むものとなっている。

実際には、地域医療構想で示した必要病床数の実現に向けて各地で病院の再編統合、ダウンサイジング、機能転換等が求められてきたのが現状である。そのために地域医療介護総合確保基金の活用や予算措置が講じられている。

ところが、地域医療構想が思うようには進まないため、地域医療構想の病床削減計画の実現を急ぎ、公的医療費抑制を進める政策手段として、二〇一九年九月に四二四の公立・公的病院を名指しするリスト公表となった。

3 公立・公的病院の再編・統合

厚生労働省が公表した同リストは各地で波紋を広げることとなった。公立・公的病院のうち、再編統合の議論が必要として四二四病院を地域・自治体の合意なく名指ししたためであった。リスト公表後、厚生労働省が各地で実施した意見交換会では、病院長や首長などから「あまりに地域の実情を踏まえない一方的なやり方ではないか」「もっと丁寧な議論を重ねて公表すべきだったのではないか」といった声が続出した。

今回の事態は地域医療構想の実現を急ぎ、公的医療費抑制を加速させようとする政策が招いたものである。地域での議論をふまえてという手法ではなく、国が地方に対して一定の方向性を指示する内容であったことが特徴的であった。

四二四病院がリストに挙げられた理由は、二〇一七年度時点で一六五二の公立・公的病院のうち、「病床機能報告」で高度急性期・急性期と報告した一四五五の公立・公的病院の中で「診療実績が特に少ない」「類似かつ近接」という二つの基準で四二四病院が該当するとされたからである。

では、この基準は誰が見ても納得できる妥当なものなのか、というところが重要となるが、実際に二つの基準の根拠は不明瞭なものであった。データに客観的な妥当性がなく、むしろ恣意《しい》的に操作したものと考えるのが妥当である。もちろん、政策的な手段には一定の政策意図が反映する。だからこそ、手段には客観的な事実を用いて理解を得ることが重要ではないだろうか。

また、地域医療構想は地域包括ケアシステムの構築とも連動しており、地域の医療従事者のみならず、地域住民の参加や自治体とともに地域医療をつくるために必要な、客観的なデータを提示しなければならない。ところが、そのようなデータ提供はなされていないのが現状である。

ともあれ、公立・公的病院の再編統合の議論を進展させるべく、厚労省は二〇一九年九月に四二四病院の名指しリスト公表という政策手段を選択した。なお、民間病院についても例外ではない。二〇二〇年一月には厚生労働省が「公立・公的医療機関等の具体的対応方針の再検証等について」を示し、公立・公的病院のみならず民間病院の診療実績のデータを都道府県に提供し、地域で議論を進めるよう迫っていた。しかし直後にコロナ禍となる。コロナ禍となってあらためて注目されたのは、名指しされた四二四の公立・公的病院の中には、感染症指定医療機関が五三病院、含まれていたことである。

第三節　コロナ禍で再認識された公立・公的病院の役割

1　コロナ禍における地域での検証

名指しリストは、地域の意思で決定されたものではない公立・公的病院の再編・統合リストであったことが如実である。地域で議論し検討した結果ではなく、一方的な政策を推進する内容であった。

ところが、公立・公的病院の再編・統合リスト公表から半年も経たずにコロナ禍となる。新型コロナウイルスの感染拡大を受け、結果として対応する病床が各地で不足したため、感染症病床ではない病床を新型コロナウイルス感染症対応の病床とする対応が取られた。さらに二〇二〇年三月以降、数度にわたって厚生労働省が各都道府県に対して病床の確保を要請する事態が生じた。

実は近年、感染症病床は削減されていた。旧伝染病指定病床は一九九八年に九〇六〇床あったものが、二〇一九年四月時点で全国の感染症病床は一八六九床に削減されている[7]（第3章参照）。感染症病床でその多くを担っているのは公立・公的病院である。

ところが先述した通り、感染症対策として重要な役割を担っている公立・公的病院に対して、二〇一九年九月に、再編統合の議論を加速させ、各地域の地域医療構想の病床削減計画の実現を急ぐよう通知が出された。

医療計画の見直しと新型コロナウイルス感染症への対応を踏まえた地域医療構想の進め方が議論されてきた。「地域医療構想に関するワーキンググループ」(二〇二〇年一〇月二一日開催)、第二七回の資料では、公立・公的等・民間の病院別で、新型コロナウイルス感染患者の受け入れ可能割合は公立が六九パーセント、公的等が七九パーセント、民間が一八パーセントとなっている。公立・公的病院の受け入れ可能割合が際立って高く、受け入れる体制を取っている。

公立・公的病院の役割を再認識するとともに、民間病院も含めた新型コロナウイルス患者を実際に受け入れた医療機関への対応、コロナ禍で大幅な減収となっている医療機関への対応も急務である。診療報酬に依らない仕組みでの対応が必要となっている。なお、患者数の減少は感染を恐れた受診抑制、お金を支払うことができない受診抑制などによるものと考えるのが妥当である。結果として重症化するリスクがあり、医療機関や自治体などによる実態把握の取り組みへの公的な支援が求められる。

2 地域医療構想の検証

地域医療構想や公立・公的病院の再編・統合などの政策推進について、地域の実態に応じているのかどうか、検証することが重要である。コロナ禍では、いっそうその必要性が高まっている。病床削減などの変更によって、各地の在宅医療や在宅介護の現場では過重な負担増となることは回避できない[8]。法的にもワンセットとなっている地域医療構想と地域包括ケアシステムの構築への影響を想定し、各地で検証しなければならない[9]。

これまで、政府が進めてきた地域包括ケアシステムの構築への影響をふまえた上で、地域医療構想や公立・公的病院の再編・統合などについて、検証することが求められる。その上で、政策推進にあたるといった慎重な姿勢が必要である。

さらに、病院は地域において重要な地域経済の拠点で、地域を支える産業の一つでもある。地域経済への波及効果をも想定しなければならない。なお、検証する際には、行政計画では今や必ずといってよいほど記載されているＰＤＣＡサイクルでの検証が重要となる。

3　想定すべき事態とＰＤＣＡサイクル

ＰＤＣＡサイクルで、地域医療構想と地域包括ケアシステムを検証し、見直していく必要がある。では、どう見直していくべきであろうか。ＰＤＣＡサイクルでは、「Ｐ」（Plan）と「Ｃ」（Check）の工程が重要となる。そもそもPlan（計画）の「Ｐ」の立案の段階で、道筋が一つしか描かれないことが多いという弱点を抱えている。計画は従来の実績や将来予測から立案される。社会情勢の変化など、本来は様々な「変数」の存在を想定して、計画に盛り込んでおく必要がある。にもかかわらず、変数を想定することが、計画の失敗を意味するかのような誤謬《ごびゅう》にとらわれた、想定自体を含まない一方向での行政計画が多いように見受けられる。

医療政策においてＰＤＣＡサイクルを実践するならば、これまでの実態を土台に、最悪の事態をも想定した計画を立案することがまずは重要となる。そして、考えられる限りの変数を用意し、想定することに尽きる。その上で、政策判断の根拠を提示し、政策方針の転換となる材料を検証するなどサイクルを回しながら、部分的改善を重ねていくことが望まれる。

4　計画と変数

医療政策においては、コロナ禍という事態は大きな変数といえる。新型コロナウイルス感染症の感染爆発ともいわれる状況に置かれている。ただ、私たちが体感しているパンデミックといわれる世界的な規模での感染症の蔓延《まんえん》は、この二〇年ほどでは四～五年に一度のペースで起きていた。

このように、すでに起きていた事態を変数として想定に加えずに、従来通りの計画を策定し実行してきたのではないだろうか。そして、従来の政策方針を変更せずに、感染症病床の削減や保健所の統廃合等による削減など、公衆衛生の弱体化ともいえる方針を結果的には貫徹させてきたように思われる。

残念ながら、コロナ禍における医療供給体制の逼迫《ひっぱく》、そして医療崩壊と称されるような事態を招くような計画であったといわざるを得ない。長年にわたり、公的医療費抑制を主眼とした計画を立案し、供給抑制を図り推進してきたことに主因があると考えられる。医療政策におけるＰＤＣＡサイクルが機能していれば、評価・見直しがなされ、部分的な改善や軌道修正がなされていた可能性がある。

また、医療政策に関わる自治体での計画策定において、国の政策意図に応じた計画立案と実践でなければ、交付金を獲得することができないなどの事態を招くことがある。そのため、あらかじめ国から示された内容で、粛々と実行する計画のみを自治体は立案しなければならない。地域の実態に応じていない画一的な内容だとわかっていても、実行しなければならないのは苦渋の決断であろう。

近年は医療や介護などをめぐって、地方統制が強化されているため、自治体の裁量部分が狭くなっている。国民健康保険や介護保険において、インセンティブ（誘導型報奨）の政策手法も新たに展開されており、いっそうその傾向は強まっている。

地域・自治体からの声が反映されるような計画立案であるかどうか、という観点も重要となる。二〇一八年度からは都道府県に医療費抑制の「管制塔」の役割を担わせるなど、新たな公的医療費抑制策が計画され、展開されている。以前よりもまして、地域・自治体の理解と積極的な参加を得ることができる計画立案が求められている。

近年、推進してきた地域医療構想や地域包括ケアシステムの構築など、地域に理解を得ることが重要となる政策が展開されていることからも、その重要性は高まっている。

第四節　地域医療構想による提供体制の再編

1　地域の「病床数」と「人員体制」の連動

先述した通り、地域医療構想とは、二〇一四年の医療介護総合確保推進法によって制度化され、二〇一六年度中にすべての都道府県において策定された、入院できる病床数を各地で管理する計画の一つである。二〇二五年における医療提供体制のあるべき姿を描いたものが地域医療構想である。二〇一八年四月からスタートした第七次医療計画の一部となっている。地域医療構想は機能別での病床数を管理するもので、そのために使われるのは、各医療機関が厚労省に機能別の病床（現状と今後の方向）を報告する病床機能報告制度となっている。

地域医療構想は、各都道府県内の二次医療圏を原則とした全国三三九構想区域で、「必要病床数」を算出している。この「必要病床数」は地域の病床数を管理する手段としてだけでなく、「医師需給推計」や「看護師需給推計」にも連動している。四二四の公立・公的病院の名指しリスト公表により、病院の再編統合を進めることで医師など人員体制の集約が図られ、いわゆる「三位一体」の改革の推進へとつなげていくねらいがある。

こうした地域医療構想にもとづく医療提供体制の再編策は、公立・公的病院の病床を再編・統合や機能転換などによって縮小する計画となっている。現時点でも政策転換は図られていないのが実態である。むしろコロナ禍においても従来の政策を継続し、発展させるための予算措置が講じられている。

医療崩壊がなぜ起きているのか、医療現場で起きている諸課題をふまえて、これまでの医療政策の計画に問題はなかったのかどうかを少なくとも検証する必要がある。

地域医療構想は病床だけでなく、繰り返し指摘してきたように、医療提供体制における人員体制の抑制にも連動する政策である。「地域医療構想」「医師偏在対策」「医師・医療従事者の働き方改革」を「三位一体」で推進する改革は、医師配置の均霑《きんてん》化・抑制を進めることが目的であり、地域に必要な医療提供体制の充実を図るものではないことは明らかである。

2 「三位一体」の改革

地域医療構想は二〇二五年までに実現するとしており、「医師・医療従事者の働き方改革」「医師偏在対策」とともに「三位一体」で推進し、二〇四〇年の医療提供体制を見据えた改革として位置づけられている。

実際に、全国四二四の公立・公的病院の名指しリスト公表によって、厚労省が再検証を要請した内容は「分析項目等に係る診療科の増減やそれぞれの診療科で提供する内容の変更」と「医師や医療専門職等の配置等についての検討」が想定されるとしている。その政策的な意図は病院の再編統合、ダウンサイジング、機能転換などとともに、医師をはじめとする医療従事者の集約化にあるといえる。

医師の長時間労働の常態化は、確かに早急に改善を図るべき問題である。ところが、この医師の働き方改革は二〇二四年から始まる医師の残業規制強化を手段に、提供体制の再編を図るという内容である。全体として提供体制の再編に主眼が置かれ、医師の長時間労働については規制よりも、長時間労働を合法化する内容となっている。

公的医療費抑制として、そもそも医師数をこれまで抑制し続けたために、医師数が絶対的に不足し、医師の長時間労働が常態化していることに着目すべきであろう。「三位一体」の改革手法の一つ、医師偏在対策は都道府県が策定した「医師確保計画」が中心となる。厚労省が「医師少数」と認める区域には医師を呼び込む施策であるが、全体としては医師増員を抑制する内容が基調となっている。

こうした「三位一体」の改革は、地域に必要な医療提供体制の充実を図るものではなく、医師の長時間労働の常態化を解消するものではない。公的医療費抑制のため「都道府県間の一人当たりの医療費の地域差」を解消すべく、病床の効率的再編・削減、医師配置の均霑化・抑制を進めることに主眼がある。

四二四病院の名指しリスト公表による再検証の要請は「三位一体」の改革の一環であり、地方の医師不足や医師偏在をさらに深刻化させる可能性が高いものである。働き方改革で労働時間を規制すれば、医師需要は増加することになる。ところが、医師偏在の是正を中心にした医師確保計画で、医師数増員どころか医師養成数の減少を図ろうとする計画である。

3 供給抑制策と新たな段階

日本の医療保障は公的医療保険における皆保険体制と、医療提供体制の二つを通じて実践されている。この二つを連動させ、都道府県に責任を持たせる新たな公的医療費抑制の仕組みが先述の通り、二〇一八年度から始まっている。

都道府県に、地域医療構想などを通じて医療提供体制の管理責任（供給量の調節）を負わせるとともに、国民健康保険の保険者として運営責任を持たせることとなった。医療費の支出目標にあわせた医療保障のあり方への転換である。都道府県は二〇一八年度から新たに国保の保険者となっている◆10。

都道府県は「地域医療構想」を策定し医療の供給量の調節を行いながら、「医療費適正化計画」において医療費水準の目標設定が求められることになる。いわば、医療費の支出目標に合わせた医療保障のあり方の追求である。

医療や介護のニーズに応じた医療・介護提供体制の整備が必要であるにもかかわらず、費用抑制策に応じて供給量を調節し、供給量に応じて需要（医療や介護のニーズ）を調節することを可能にするものである。公的医療保険の保険給付対象を狭くすることにも連動する可能性がある。

都道府県には地域医療構想を通じて、公的医療費抑制の新たな段階を担う責任を持たせている。地域医療構想という政策手法の登場に至るまで、公的医療費抑制策として一九八〇年代以降、病床再編などの供給体制の再編が進められてきたところである。

「川上から川下へ」「医療から介護へ」「入院から在宅・地域へ」などの用語に象徴される内容である。「川上」の部分に該当する「地域医療構想」は二〇一六年度末までに各都道府県で策定された。そして、市町村には「川下」部分として「地域包括ケアシステム」構築が求められ、在宅医療・介護の体制づくりが急務となっている。なお、この「地域包括ケアシステム」の範囲は以前より拡大する傾向を見ることができる。

4　地域包括ケアシステムの構築と連動

これまで述べてきたように、地域医療構想は医療供給体制の再編の象徴である。そして、地域医療構想と法的にもワンセットとなっているのが地域での医療・介護の受け皿づくりを意味する地域包括ケアシステムの構築である。

「地域医療構想策定ガイドライン」（二〇一五年三月三一日策定）によれば、「効率的かつ質の高い医療提供体制を構築するとともに、地域包括ケアシステムを構築することを通じ、地域における医療及び介護の総合的な確保を推進するため、医療法を始めとする関係法律について所要の整備等を行うものとされ、この中で医療計画の一部として『地域医療構想』が位置付けられるとともに、その実現を目的に『協議の場』を構想区域ごとに設置する」（一部省略）こととなった。

したがって、地域医療構想を把握するには、地域包括ケアシステムの構築に関する内容まで理解を進める必要がある。

地域医療構想や公立・公的病院四二四病院の公表リストといった病床削減に焦点が当てられる傾向にあるが、その一方で在宅医療・介護の体制づくり、各地で地域包括ケアシステムの体制づくりが重要な焦点となっている。退院した患者・地域住民の行き先がなければ、安心して暮らすことができないからである。また、自らが望む人生の最終段階の医療・介護等について、事前に話し合って共有する「アドバンス・ケア・プランニング（ＡＣＰ）」の普及も、こうした政策的な意図が反映した体制づくりの一環として進められていることも指摘しておきたい。

地域包括ケアシステムを構築するためには、医療・介護従事者、地域住民、自治体職員といった関係者が地域の医療保障・介護保障に関する共通認識を図り、将来像を描いていくことが重要となる。そのためには相当な時間を要する。多職種連携を進めることも鍵となる。そして、各地で関係者が様々な場で会議等を重ねて奮闘されているところに行われたのが、公立・公的四二四病院の名指しリスト公表であったため、大きな衝撃を与えることとなった。

地域医療構想も地域包括ケアシステムもそれぞれ、地域の実情を反映したものを地域でつくり上げていくことが重要である。公立・公的四二四病院の名指しリスト公表のように、国から一方的に指示され、再編統合を強制ではないとしながら期限が設定されるような内容では、医療従事者、地域住民、地方自治体の意思や実情を反映することができない。

そのためには地方自治、そして住民自治の観点で地域医療構想、地域包括ケアシステムをとらえ、地域から実情を反映した中身につくり変えていくことが重要となる。

第五節　医療供給体制の再編策の見直しと再生へ

1　コロナ禍における評価・見直し

コロナ禍において、地域医療構想や地域包括ケアシステムの構築については、これまでの計画を検証し評価する作業工程が必要となる。計画段階では想定していなかった事象が生じているからこそ、いったん計画を中止したうえで検証することが重要だと思われる。

特に、地域医療構想や公立・公的四二四病院の再編統合策等については、新型コロナウイルス感染症対策としての医療供給体制の構築に直結する。地域で合意形成が図られ、すでに実践されている場合を除いては、これらの計画は一度、凍結した上で、地域で議論し評価し直すことが求められる。

そもそも、公立・公的四二四病院の名指しリストの公表という手法については、全国の自治体の六三パーセントが「不満」「やや不満」と回答し、「妥当」「おおむね妥当」は一二パーセントにとどまっていた（共同通信アンケート調査、二〇二〇年二月二日報道）。地域住民の不安を煽《あお》るような内容や、地域での議論や合意を尊重する姿勢が感じられない政策手法への疑問の声が、自治体から出されたものと理解するのが妥当である。

にもかかわらず、公立・公的病院の再編策は現時点でも継続されている。さらに、病床削減策についてはコロナ禍の中で、二〇二〇年度よりも予算が倍増している。ＰＤＣＡサイクルで、行政が最も苦手な評価が正確になされていれば、判断は異なる可能性もあるのではないだろうか。もちろん、全国画一的にではなく、地域の実情に応じた評価がなされる必要がある。行政の都合に応じて評価をせずに、計画通りに邁進するのであれば、ＰＤＣＡサイクルはより形骸化することになる。

地域医療構想も地域包括ケアシステムもそれぞれ、地域の実情を反映したものを地域でつくりあげていくことが重要となる。そのためには当初の計画段階から提唱されてきた「川上から川下へ」

「医療から介護へ」「入院から在宅・地域へ」という一方通行のケアではなく、医療や介護、在宅等を行き来できる地域包括ケアシステムを構築することが求められる。各地での様々な地域包括ケアの実践をふまえて、新たに評価・見直しを図り、計画立案の練り直しへと進める必要がある。

2 「骨太の方針二〇二二」に見る医療提供体制の再編

「骨太の方針二〇二二」(二〇二二年六月)においては、「効率的な医療提供体制の構築や一人当たり医療費の地域差半減に向けて、地域医療構想のPDCAサイクルの強化や医療費適正化計画の在り方の見直しを行う」[11]としている。具体的には、「地域医療構想調整会議における協議を促進するため、関係行政機関に資料・データ提供等の協力を求めるなど環境整備を行うとともに、都道府県における提供体制整備の達成状況の公表や未達成の場合の都道府県の責務の明確化を行う」としている。地域医療構想調整会議については、まちづくりの一環として地域医療構想を位置づけ、医療関係者のみでの議論に矮小化《わいしょうか》しないことに留意すべきであろう。また、地域差を手段とした医療費抑制策について、序章で触れた通り、慎重な姿勢が必要となる。

さらに、コロナ禍での経験をふまえ「平時と緊急時で医療提供体制を迅速かつ柔軟に切り替える仕組みの構築が不可欠」だとして、症状に応じた感染症患者の受入医療機関の選定、感染症対応とそれ以外の医療の地域における役割分担の明確化、医療専門職人材の確保・集約などで対応する方向性を提示している。また、「地域医療連携推進法人制度の活用等による病院の連携強化や機能強化・集約化の促進などを通じた将来の医療需要に沿った病床機能の分化・連携などにより地域医療構想を推進する」としている。

3 公的医療費抑制策の転換へ

コロナ禍で露呈した脆弱な医療供給体制の改善を図るには、医療崩壊の主因である公的医療費抑制策の転換、ならびに保健所をはじめとする公衆衛生機能の強化を図る必要がある。コロナ禍において公的医療費抑制策を転換し、人々の命と健康、暮らしが何よりも大事にされる社会へと大きく転換していく契機にすべきではないだろうか。生存権、健康権が保障され、実感できる社会づくりが求められる。

政策動向を検証する際には、国民の命と暮らしを守る方向で、政策形成がなされてきたかどうかを評価し、見直し、部分的な修正、路線変更を実施していく必要がある。その中で、具体的には在宅医療、在宅介護の体制は不十分であるにもかかわらず、病床を削減するという一方向でのコントロールによる公的医療費抑制策を急ぐ必要があるのかどうか、といった事象を検証しなければならない。

公的医療費抑制策については、病床だけでなく人員体制も含めた提供体制の見直しが喫緊の課題である。医療従事者をはじめ介護や社会福祉の現場で働く人々の懸命な努力が続けられている今、私たちの受療権や健康権、生存権を保障する担い手の人員体制に目を向け、政策の部分的修正を加えていくことが重要となる。◆12

これまで新自由主義的改革、そして公的医療費抑制策の継続により、感染症病床は削減され、保健所も削減され（一九九二年には八五二か所あったものが二〇二〇年には四六九か所に減少）、医療供給体制のみならず公衆衛生をも弱体化させてきた。

コロナ禍の現況をふまえれば、地域医療構想の病床削減計画の実現を急ぐのではなく、「薄氷を踏む状態」となっている医療現場の改善に向けた取り組みが喫緊の課題である。人材不足が常態化している医療現場の疲弊は、コロナ禍によって加速している。これ以上の医療崩壊とならないようにしなければならない。コロナ禍を機に、公的医療費抑制策の転換をはじめ、「薄氷を踏む状態」を改善する方向へと歩みを進めなければならない。

地域経済と医療保障について、『平成二二年版厚生労働白書』が述べているように、社会保障は地域経済のよい循環をつくり出し、新たな雇用を生み出すことが期待できる分野といえる。医療機関は地域にとって医療提供の場というだけでなく、地域経済の重要な拠点としても認識しなければならない。地域医療構想などによって供給抑制を図ることは、地域経済へ影響し、地域の疲弊につながることになる側面についても検証が必要である。もちろん、地域住民の医療需要や介護需要への対応にも直結する。地域経済のよい循環をつくり出すことができる重要な拠点が公立・公的病院などの医療機関であるという認識を持つべきであろう。そのような地域づくりの観点からの評価なども加えながら、地域の実情に応じたものを構築することが求められている。

◆1　本章は拙稿「コロナ禍で明らかになった地域医療の危機」、長友薫輝編著『感染症に備える医療・公衆衛生――コロナと自治体2』自治体研究社、二〇二一年、所収、に加筆修正を加えたものである。

◆2　岡田知弘編著『コロナと地域経済――コロナと自治体4』自治体研究社、二〇二一年を参照。

◆3　社会保障の市場化、産業化については、横山壽一『社会保障の再構築――市場化から共同化へ』新日本出版社、二〇〇九年、および横山壽一『皆保険を揺るがす「医療改革」――「自助論」やTPPがもたらすもの――』新日本出版社、二〇一三年を参照。

◆4　拙稿「国立病院・療養所の再編成計画が地域医療にもたらしたもの」、野村拓・国民医療研究所編著『二一世紀の医療政策づくり』本の泉社、二〇〇三年、所収、を参照。

◆5　拙稿「地域医療にみる協働・連帯の過程――アクション・リサーチの取り組みから」、野村拓編著『医療の政治力学』桐書房、二〇一一年、所収、を参照。

◆6　その後、二〇一九年度に公立病院は全国で八五七か所にまで減少している。

◆7　拙稿「公立病院と地域づくり――新たな政策動向を知る、つくる」、横山壽一他著『いま地域医療で何が起きているのか――「地域医療構想」のねらい――』旬報社、二〇一八年、所収、を参照。

◆8　拙稿「地域医療構想と地域づくり」、横山壽一・長友薫輝編著『地域の病院は命の砦』自治体研究社、二〇二〇年、所収、を参照。

◆9　詳細については、拙稿「『地域包括ケアシステム&地域医療構想』の検証について——医療・介護・地域をめぐる現状から」、『月刊保険診療』Vol.76 №9、二〇二一年九月。

◆10　国保の都道府県単位化については、神田敏史・長友薫輝『新しい国保のしくみと財政——都道府県単位化で何が変わるか』自治体研究社、二〇一七年、を参照。

◆11　「経済財政運営と改革の基本方針二〇二一」（「骨太の方針二〇二一」）三三ページ。

◆12　地域づくりについては、鈴木土身『お医者さんも来たくなる地域づくり——医師不足に立ち向かう秋田・鹿角の住民運動』旬報社、二〇二〇年、松場登美『過疎再生——奇跡を起こすまちづくり』小学館、二〇二一年、を参照。

第2章　医療保険制度「改革」・国保改革の破綻と皆保険体制の再構築

松山洋、長友薫輝

本章では、小泉政権以降の改革を振り返りつつ、医療保険制度改革の現段階と当面する課題について触れる。一九八〇年代以降、相次ぐ窓口負担増が実施され受診抑制が進められてきた。小泉政権では、医療サービス本体の市場化も画策したが頓挫《とんざ》した。

以降の自民党政権の下、負担増と給付削減が進められてきた。そうした中、新型コロナウイルス感染症が直撃し、患者・国民の心身・疾病状態はさらに悪化している。政府は、三割負担への統一を狙いつつ、高齢者に負担増を集中するとともに、さらに保険給付範囲の削減にも乗り出しつつある。貧困・格差が広がる中、公的医療保険制度は国民の分断を防ぐ最後の砦《とりで》ともなっており、皆保険体制の再構築が求められる。

第一節　グローバル大企業発の新自由主義的改革

1　大企業からの公的負担軽減要求の高まり――新自由主義路線の本格化

わが国の公的医療保険制度は一九八〇年代初頭まで拡充が進められてきたが、高齢者の窓口負担徴収を含む老人保健制度（一九八三年）を皮切りに医療費抑制に大きく舵《かじ》が切られた。以降、患者負担増の歴史といっても過言ではない。

背景には、九〇年代以降、大企業のグローバル化（多国籍化）が進み、経済界が、社会保障負担（税、保険料）について、競争力の妨げになるとして軽減を強く求めてきたことが大きい。患者・国民に自己責任（自助）を求める一方、大企業に課される社会的規制・負担の削減・廃止を進めるとともに、さらには医療を企業の儲《もう》けの場としようとする新自由主義政策が強められてきた。

医療保険制度では、八〇年代初頭以降、窓口負担割合は、現役世代（六〔小学校入学後〕～六九歳）は二割から三割、〇だった高齢者は、現役並み所得者は三割、それ以外の高齢者（七〇～七四歳）は二割、後期高齢者（七五歳以上）は原則一割に引き上げられている。高額療養費制度も自己負担の上限額が相次いで引き上げられ、例えば年収三七〇万円の場合で月四・五万円から八万円となり、がんなど重篤疾病以外では該当しなくなりつつある。◆1

保険料は年々引き上げられる一方、二〇〇〇年代以降、公的医療サービスの質・範囲等を規定する診療報酬は大幅に抑制されている。混合診療の全面解禁、保険免責制など公的保険医療制度の解体も度々試みられてきた。さらに、「いつでも、どこでも、だれでも」最適な医療を受けられる公的医療保険制度の根幹にも浸食の手が及び始めている。

2 国民皆保険制度と公的医療保険制度

わが国は国民皆保険制度を採用しており、全ての住民が原則何らかの公的医療保険制度に加入している。保険料を支払い、保険証一枚あれば、全国どの保険医療機関でも受診できる。受診に際して窓口負担（一〜三割）を支払い、全国一律の診療報酬制度を通じて、安全性と有効性が担保された医療サービスが受けられる。

国民皆保険制度は、大企業、中小企業、公務員、地域住民（創設当初は農民が大半）など事業規模、職種や地域に応じて順次保険者が構築されてきた。保険者の間で加入者の年齢構成、所得水準、疾病リスクや事業主負担の有無などが異なることから、医療を公平に保障するため、所得が低く疾病リスクが高い国民健康保険、協会けんぽには公費（税金）を投入し、保険料を軽減してきた。

新自由主義に主導された医療保険制度改革は、①窓口負担増、②保険料引き上げ、公費投入を削減する保険者の再編、③診療報酬の抑制、更には④医療サービスを企業の利益追求の手段とする医療の営利化・市場化として展開されてきた。

第二節　新自由主義的改革の本格的開始――小泉政権

1　「骨太の方針」による計画的削減

橋本龍太郎政権（一九九六〜九八年）の構造改革を経て、二〇〇一年に誕生した小泉純一郎政権（二〇〇一〜〇六年）は、新自由主義的改革を強力に推し進めた。窓口負担増などにとどまらず、医療費総額の削減を目標に据え、公的医療保険制度の実質的解体を打ち出した。

毎年の予算編成方針となる「骨太の方針」を策定し、社会保障費の一律年二二〇〇億円の自然増削減を決定した。医療制度はそのままでも人口増・高齢化、医学・医療の進歩や疾病構造の変化に伴い、医療費は自然に増えていく。自然増削減は医療制度改悪にほかならない。小泉政権以降（民主党政権で中断）、こうした計画的削減を進める仕組みが制度化されている。

2　原則三割負担と所得に応じた負担

小泉政権は窓口負担割合三割への統一（引き上げ）を基本方針に掲げて、現役世代を二割から三割負担に引き上げるとともに、高齢者（七〇歳以上）の完全定率一割負担を行った。また、高齢者（同上）のうち現役並み所得者は二割、次いで三割負担を導入した。さらに療養病床（医療、介護）において居住費、食費の一部自己負担化を導入した。現在の窓口負担割合の制度的骨格は、おおむね小泉政権期に形成されている。以降、自民党政権の下、三割負担への統一を狙いつつ、高齢者の窓口負担増、入院時の食事・部屋代の引き上げなどが進められていく。また、小泉政権時の「自民党の歳出改革に関するプロジェクトチーム」の議論では、薬剤給付範囲見直しや保険免責制度が議論の俎上《そじょう》にも載っている。

3　高齢者医療費の自律的抑制——後期高齢者医療制度

保険者の再編に関わって、小泉政権は、高齢者医療費をシステマティックに抑制する仕組みとして、後期高齢者医療制度を導入した（施行は二〇〇八年度より）。それまで高齢者の医療費（七〇歳以上）は、公費部分を除き老人保健制度を通じて、若年層が多い保険者がより多く負担する形で支えてきた。

後期高齢者医療制度では、老人保健制度を廃止して、負担能力は低いが医療費は高い後期高齢者（七五歳以上）を単独の医療保険制度に囲い込んだ。給付財源を負担する割合を公費：現役世代：後期高齢者＝五：四：一に定めるとともに、高齢化の進展に応じて後期高齢者の負担割合が引き上げられる形で設計した。制度設計を担った厚労省担当者は「医療費が際限なく上がり続ける痛みを、高齢者が自分の感覚で感じ取っていただくことにした」と狙いを述べている。

疾病リスクが高い高齢者のみを対象とする保険は、リスク分散という保険原理上から見て成り立たない。「年齢によって加入する制度を区分する仕組みは、全国民を対象とする公的医療保険制度を持つ国では存在しない」◆2。後期高齢者医療制度は先進国には例を見ない差別的な医療制度である。

医療サービス面でも、通常とは別建ての安上がりの診療報酬制度を導入した。受診・検査、終末期医療の制限などから差別医療との批判を受けて二〇一〇年度に廃止されたものの、独立型保険制度としては存続を許す形となった。

合わせて、小泉政権は中小企業のサラリーマンについて、国が運営する「政管健保」を廃止し、都道府県ごとに財政運営する「協会けんぽ」に移行させた（二〇〇八年開始）。これにより都道府県ごとに保険料の引き上げが推し進められていく。

4　医療サービス本体の市場化

診療報酬では、二〇〇二年、〇四年度改定において初の本体（医療従事者の人件費、技術料など）引き下げを含め、全体（本体と薬材・材料の合計）でマイナス改定が断行された。以降、民主党政権時代を除き全体でマイナス改定が続けられている。さらに、小泉政権の特異さは、医療費総額の削減を狙い公的医療保険制度そのものの解体を図った点にある。

第三弾の「骨太の方針」（二〇〇三年）では、営利法人（株式会社）による医療機関経営の解禁、「混合診療」の全面解禁、医師・歯科医師等の派遣労働解禁、さらに「規制改革推進三カ年計画」では保険者によるレセプトの直接審査・支払い、医療機関と保険者の契約による診療報酬の割引契約など、公的保険医療サービス自体を営利化する方針が打ち出された。公的医療サービスに営利企業が参入して本格的に利潤をあげることを可能とするものである。

しかし、これらは医療界の強い批判を招き、国民の理解も得られず、頓挫・失敗するか、形式的解禁にとどまった。株式会社による医療機関経営（株主配当を認める）は、構造改革特区にて自由診療で高度先端医療の提供を目的とする病院・診療所開設にとどめられ、全国展開は事実上不可能となった。医師等の派遣労働は解禁されず、直接審査も通知で容認されたものの個々の医療機関との合意を必要とするなど厳しい縛りがかかり実施されていない。

「混合診療」とは、保険診療において、保険診療と保険外診療をセット（一連）で行うことを認める仕組みである。例えば、ある疾患について公的保険に収載された診察・検査を行い、治療は保険未収載の医薬品を使うとする。患者は公的保険部分には一部負担（一～三割）を支払い、保険外部分には市場価格（自費）を支払う形を認めるものである。混合診療を認めると、安全性・有効性が不確かな「医療」が広がることや、保険外診療の部分がなし崩し的に広げられ、経済力がない者は最低水準の医療しか受けられなくなる事態が危惧《きぐ》される。公的医療保険制度が根底から崩壊しかねないことから、原則混合診療は認められてこなかった。◆[3] 小泉政権は、混合診療を全面解禁して、公的医療費の抑制を図るとともに、受け皿として民間医療保険ビジネスを活性化することを狙った。

これには医療界総出で反対運動が巻き起こった結果、特定療養費制度（当時）が、保険導入を目指す「評価療養」と保険導入を目指さないアメニティ部分となる「選定療養」に組み替えられた保険外併用療養費制度の形で落ち着くこととなった。以降、「先進医療」（評価療養）の技術数は例年八〇～一二〇前後で推移し、なし崩し的な混合診療の拡大は見られない。

第三節　医療費抑制を深化・加速させた安倍・菅政権

1　小泉政権以上に厳しい医療費抑制

第二次安倍政権（二〇一二～二〇年）も、小泉政権同様、新自由主義的改革を推進した。「骨太の方針」では三年と期間を区切り、医療・社会保障費の自然増を「高齢化相当分」以内にとどめる方針を打ち出した。

小泉政権ですら、国民医療費の伸びは一・二七パーセントで、ＧＤＰ（国内総生産）伸び率〇・三八パーセントを上回ったが、安倍政権では、国民医療費の伸び（二〇一三～一八年度）は一・七〇パーセントでＧＤＰの伸び一・七四パーセントを下回った。小泉政権のような一律二二〇〇億円カットなど数値目標は明示されず、医療本体への市場原理導入などの派手さも見られないが、小泉政権時代以上に厳しい医療費抑制が実施されている。◆[4]

2 社会保障＝所得再分配の理念の変質へ

小泉改革では、「自助」を正面に据えたが、安倍政権は、国民・地域の助け合い（共助）も動員したことが特徴的である。小泉政権が増幅させた貧困・格差に対して「共助」を動員して取り繕いを図る一方、「自助」に加え「共助」も引き合いに出して、大企業や国の社会保障に係る公的責任を葬り去ろうというものである。

民主党政権に自民党、公明党が合意して成立した「社会保障制度改革推進法」、安倍政権下でまとめた「社会保障制度改革国民会議報告書」には、以降の国の社会保障改革の基本的な考え方が示されている。医療・社会保障については、まずは「自助」で対処し、次いで国民・家族で支え合う「共助」で対応し、最後に国が手を差し伸べる「公助」で行うとする、「自助、共助、公助」論である。従って、財源も自己負担と保険料を中心に、皆で負担する消費税で補い、[5] 公費（税金）の投入はできる限り抑えていく。足りない分は自助（民間保険）で補え、となる。

本来、社会保障とは、高所得者や大企業が応分に負担して、所得を再分配（公的医療・会保障制度）する政策だが、「自助、共助、公助」論はそれを根底から否定する。以降、医療・社会保障は国民・地域の助け合い（共助）に矮小化《わいしょうか》され、社会保障を充実するには保険料・消費税引上げが必要との宣伝が繰り返し展開されていく。

3 高齢者狙い撃ち、全世代に相次ぐ患者負担増

「自助、共助、公助」論で地ならしを進めつつ、制度間での負担割合の違いなどを「不公平」と断じて、安倍政権は高齢者[◆6]（七〇～七四歳）の窓口負担一割から二割への引き上げ、入院食事代の負担増（月一・八万円増）、七〇歳以上の窓口負担上限額の引き上げ、入院時の部屋代の引き上げ（月一・一万円増）、さらに紹介状なしの大病院受診時における五〇〇〇円以上の追加負担の義務付け（以降、対象病院を随時拡大）など毎年のごとく負担増を進めた。これらは現役世代にも負担増だが、サービス利用料二割、三割導入など介護保険制度改悪も重なり高齢者を狙い撃ちしたものである。

続く菅政権は、コロナ禍で受診抑制も広がる中にもかかわらず、七五歳以上について一割から二割負担への引き上げを導入した。年収二〇〇万円（単身。夫婦は同三二〇万円）以上を対象とする（単身三八三万円〔夫婦五二〇万円〕以上の三割負担者を除く）。七五歳以上となる一八一五万人のうち約三七〇万人が対象となる。加齢で通院が多くなる高齢者（一人平均）に年二・六万円、三人に一人は三万円超の負担増となる。

4　七五歳以上の二割導入の理屈は破綻している

政府は、七五歳以上の窓口負担二割導入について、「現役三割に比べれば一割負担は軽い」、「高齢者は生活に余裕がある」、「支払能力に応じた負担が必要」、「現役世代の保険料上昇を抑える」など様々に理由をつけ正当化を図っている。◆7

しかし、七五歳以上の高齢者は、年金受給者となり年収が大幅に下がる一方、病気にかかりやすく受診が多くなる。そのため、原則一割負担の今でも、窓口負担額が年収に占める割合は現役世代（三〇～五〇代）の二～六倍近くになっており、むしろ重い負担を強いられている。

厚労省は、所得水準ごとの世帯収支を示して、家計は黒字だから負担できるとしているが、一定の仮定に基づくモデル推計であり実態を反映しているとはいいがたい。現実は、世帯主が後期高齢者（七五～七九歳で無職）の夫婦世帯（平均）は、月収支は年金等二三・三万円に対し、支出二五・五万円で二・二万円の赤字である。上位所得に近い年二八〇万円前後の所得の人でも生計は年間二七万円の赤字である（総務省「家計調査」二〇一九年）。年収二〇〇万～三〇〇万円の世帯（七五歳以上、一八歳未満）では、貯蓄額三〇〇万円以下が三割前後に及び、貯蓄なしも約一三パーセントいる。そもそも、「応能負担」を求めるのであれば、受診抑制をもたらす窓口負担ではなく、税・保険料で求めるのが筋である。

「現役世代の負担軽減」という理屈にしても、現役世代の保険料軽減は年七〇〇円〜八〇〇円にすぎない。総額では、現役が支払う保険料は年七二〇億〜八三〇億円軽減に対し、公費（国・地方）は年九八〇億〜一一四〇億円削減となる。後期高齢者医療制度の下で公費負担割合は五二・〇パーセントから現在四七・九パーセントに低下してきている中、公費のさらなる削減が進められる。

高齢者の負担増は、高齢親族の生計を支える者、働きながら親の介護を担う者や育児と介護を同時に担う世帯などにも打撃となる。二割負担導入の論拠は完全に破綻《はたん》している。

5　療養の給付（現物サービス）の切り崩しを狙う

さらに、安倍、菅政権では、公的医療保険制度の要となる、必要な医療を保険で給付する「療養（現物）の給付」原則を切り崩す改悪が本格的に打ち出されてきた。改革の先兵となる財務省の財政制度等審議会（財政制度分科会）は毎年の「建議」を通じて、政府の「骨太の方針」にも反映させ実施するよう迫っている。

「受診時定額負担」は、初診・再診時に定率負担（一〜三割）とは別にワンコイン程度（一〇〇〜五〇〇円）の負担を課すものである。風邪や鼻炎など低額・少額の受診や「かかりつけ医」以外の受診に際して支払うなどとしている。

薬の「参照価格制度」は、患者が先発品を希望した場合、同種類の後発品薬価（参照価格）を超えた差額は全額患者負担とするものである。ただし、医療界からの強い反発もあり、近年は、処方箋《しょほうせん》を持たずに買える薬（ＯＴＣ薬）を保険給付から外す形や、疾患の重篤性や薬の特性に応じた「変動給付率」が主張されている。後者は、例えば抗がん剤やＨＩＶ治療薬は一〇〇パーセント、精神疾患薬は六五パーセント、アレルギー治療薬は三〇パーセント、去痰剤やビタミン剤は〇パーセント（保険対象外）など疾病の重篤度や負担額に応じて給付率に差を設けるものである。

高額な薬剤も給付制限の例外ではない。効き目の割に薬価（保険償還価格）が高いとみなされた新薬については、「他の医薬品で代替可能」な場合、保険外（全額患者負担）とするよう求めている。

6　安全・安心の医療を保険から外す免責制度

受診時定額負担、薬剤給付制限などがいったん導入されれば、患者負担が随時拡大されていくことは容易に想像できる。市販薬は公定価格（薬価）よりもはるかに高い。市販価格は湿布・ビタミン剤で八倍、漢方で四・五倍、保湿剤で二・五倍（財政審建議、二〇一八年一一月）となるなど、実質的な負担は一割負担の高齢者にとって数十倍となる。医師の診察を受けても必要な治療が受けられなければ、医療保障とはいえない。診察・診断・治療に至る全ての医療サービスが保険給付されることが重要である。

高額薬剤も「代替可能」な場合というが、がんなど重篤疾患においてその判断は難しく、患者の予後を大きく左右しかねない。そもそも、先進諸国の水準並みに薬価を引下げすれば済む話である。[8]

財政審は装いを変えて繰り返し提案するが、狙いは「保険免責制度」（医療費のうち一定額を保険給付から外す）の導入・拡大にある。必要な診療は保険給付としてカバーすること、安全性と有効性が確かめられた治療方法（薬、機器、手術等）は全て保険収載して、最適な治療を保障してきた我が国の公的医療保険制度の基本原則に風穴をあけることにある。

紹介状なしでの大病院の受診時定額負担では、二〇二二年一〇月より、初診・再診料相当分（二〇〇〇円）を保険給付から外して、代わりに同額以上を患者負担に上乗せして徴収する仕組みが導入される。保険外併用療養制度（選定療養）として位置づけられているが、実質上、保険免責制度が導入される格好となる。財政審は、この仕組みを「かかりつけ医」以外の受診時定額負担にも援用していく構えを示している。保険給付控除の仕組みを許してはならない。

7　後期高齢者医療制度の本格稼働へ

後期高齢者医療制度は、全ての後期高齢者に保険料を課す仕組みである。保険料は、高齢者の所得と頭数（均等）に応じて課されている。均等に応じて負担する部分は、年金収入二六四万円以下の低所得者は、所得段階に応じて各々七割、五割、二割分を軽減する恒久措置がされている。

二〇〇八年の施行早々、「姥捨《うばす》て山」などの世論が巻き起こり、予算措置により保険料が上乗せで軽減されてきた。所得部分について年金収入一五三万～二一一万円以下は五割分を軽減、均等部分について七割軽減対象者は九割分、八・五割分まで上乗せで軽減されている。また、保険料負担がなかった会社員の配偶者が七五歳以上に達した場合、均等部分は九割カットとした。これらの軽減を通じて、医療費増が保険料上昇に直結する機能が大幅に抑制されていた。

安倍政権は、施行後に予算で手当てしてきた軽減を二〇一七年度より段階的に縮小し二一年度に完全廃止した。九割軽減者から七割軽減になった場合、保険料は年四五六〇円から年一万三六八〇円になる。一〇倍以上の上昇となる人も出ている。上乗せ軽減の廃止により、医療費増が保険料上昇に直結する仕組みが本格稼働し始めている。

また、年金からの保険料天引きではなく、直接保険者に支払う低年金（年一八万円以下）や無年金者に対して、滞納者に対する差し押さえなどの処分が激増している。[9] 保険料を一年間滞納した場合に交付される資格証明書（一〇割負担）は今のところ発行（国への報告義務あり）されていないが、予断を許さない。

8　勤労者の保険料増

保険料引き上げは後期高齢者にとどまらない。安倍政権は、国庫負担のさらなる削減を図り、勤労者の保険料引き上げを推し進めた。

勤労者が払う社会保険料には、後期高齢者医療制度への支援金が含まれ、三分の二は加入者割、三分の一は総報酬割で案分して負担していた。安倍政権は、算定方法を段階的（二〇一五〜一七年度）に総報酬割へ完全移行させた。

各保険者に加入する勤労者の数に応じて負担する「加入者割」から、賃金総額に応じて負担する「総報酬割」に変更されたことで、給与水準が高い健保組合や共済組合（公務、教員）の負担が増大する一方、給与水準が低い協会けんぽの負担が軽減される形となった。協会けんぽの負担が二三〇〇億円軽減された分、協会けんぽに投入されてきた公費（国費等）が同額減額された。公費の社会保険料への付け替えである。[10] 勤労者間の所得格差を煽り、公費を中高所得の勤労者に肩代わりさせたものである。

9　保険者の都道府県単位化の推進

保険者の再編に関わっては、安倍政権は、国民健康保険の財政運営の都道府県単位化を導入した。これにより、協会けんぽ、後期高齢者医療制度を含め、総人口の約七割が都道府県単位の保険者に包摂される形となった。都道府県に医療提供体制の責任も負わせることで、医療費抑制をより実効的に進めていく体制を構築、強化していく（詳しくは本章第四節を参照）。

さらに菅政権の下、財務省は、保険者の都道府県単位化を徹底する方針を打ち出している。「建議」（二〇二一年五月）では、生活保護受給者（医療扶助）を国民健康保険や後期高齢者医療制度に加入させる、後期高齢者医療制度の保険者（現在は各都道府県内の市町村が集合した広域連合）を都道府県に移行するよう求めている。二〇二一年の「骨太の方針」には、後期高齢者医療制度の保険者に係る表現は抽象的となったものの、これらについて「中長期的課題」として検討を深めていくとされた。

生活保護（医療扶助）が医療保険（国保、後期高齢）に移行すると、国費負担は四分の三から三割程度に下げられ、自治体に負担が大幅に転嫁される。「国の責任放棄」「国保制度が破綻する」など全国市長会・町村会の強い反発を受けて、財務省は国の応分な財政責任は前提などとしているが、国費削減や医療費抑制を図る狙いはいうまでもない。

10　賃金・物価水準以下の診療報酬

安倍政権でも、診療報酬改定は全体でマイナスが続けられた。改定の度、薬剤費等を一・四～一・七パーセント下げつつも、その半分以下の〇・五パーセント程度しか、本体の引き上げに回していない。二〇一四年度改定に至っては、消費税対応＋一・三六パーセントを口実に、本体はわずか〇・一パーセントの引き上げであり、全体でマイナス一・二六パーセントである。[11] 安倍政権開始の二〇一二年度以降（起点＝一〇〇）、一八年度の診療報酬本体の水準＝一〇二であり、賃金＝一〇

三、物価＝一〇五弱よりも低く、[◆12] 医療現場の疲弊が一層強められてきた。
診療報酬の抑制により、平時より病床をフル稼働しないと病院経営が成り立たず、医療従事者の賃金は全産業平均よりも低い。医療従事者が不足する中、慢性疲労や健康不安を訴える看護職員が七割に達し、生理休暇が全く取れない者が九割に達する。[◆13] 先進諸国の平均より三割も足りない最低水準の医師数により、病院勤務医の四割が過労死ラインを超えて働いている。地域では、医師不足に加え開業医の高齢化が進み、対応可能な診療科も限られてくるとともに、「かかりつけ医」機能や在宅医療の整備に支障をきたしている。

11　新たな営利化の策動と頓挫――非営利型ホールディングカンパニー

医療サービスの営利化・市場化に関わっては、安倍政権は「非営利型ホールディングカンパニー」（仮称）として、医療法人をグループとして支配し、営利法人に資金融通を図る仕組みを画策した。また、医師と患者の合意に基づき未承認の医療提供を認める「選択療養」が検討された。しかし、両者とも、省庁間の力関係、医療界の批判などで、エッジ（極論）が大幅にそがれた形で決着している。

ホールディングカンパニーとは「持株会社」を示し、別会社の株式を所有してその活動を支配する会社である。その医療版（非営利版）をつくるというものである。論者で細部の主張の違いはあるが、総じて「非営利型ホールディングカンパニー」とは、出資持分（議決権）が大きい医療機関が非営利法人（医療機関、介護保険施設等）を傘下に束ねて、「効率的」な医療・介護提供を進めつつ、グループ内の資本を高齢者向け住宅、生活支援ビジネスや介護予防・フィットネスクラブなど営利法人（株式会社）にも活用させようというものである。

国としては、グループが提供する医療・介護等の営利サービスを通じて、介護保険施設の整備を抑制し、公的医療・介護費用の抑制を図る。他方、地域でニーズがあったとしても、効率が悪い事業者や採算が取れないサービスはグループ内から淘汰《とうた》されることとなる。傘下に営利法人を擁し、規模が大きくなる中で、グループ全体が営利化に傾斜していくことともなる。株式会社による医療機関の経営ではなく、グループ化を梃子に医業経営を全体として営利に傾斜させていく形である。

これには医療の営利化に対する危惧が様々噴出し、「地域医療連携推進法人制度」として落ち着く形となった。代表理事は原則医師・歯科医師、議決権は原則一社員（一医療機関等）につき一票とされ、地域に密着した医療機関が連携して地域医療を支えるための制度上の選択肢として法制化されている。全国に二九法人が存在する。地域の課題に応じて、在宅医療・介護、がん診療の充実や救急医療の強化など地域課題への対応や、人事交流、医師等の共同研修や医薬品等の共同購入などグループの強み生かした取り組みが多く見られる。医療の営利化を図る試みとしては頓挫したといえよう。

12　混合診療の全面解禁の策動再び――患者申出療養制度

自身が難病を抱えた安倍首相（当時）の肝いりもあり、政府の規制改革会議は二〇一四年五月、「選択療養」（仮称）として混合診療の拡大策を提案した。患者と医師が合意すれば、例えば海外で承認されている国内未承認薬を混合診療の形で使用できるとするものである。

混合診療は原則認められていないが、患者の切実な要望に応えるとして、「先進医療」（評価療養）などの形で限定的に認められてきた。先進医療制度は、国内未承認の医療技術（医薬品等）が保険収載を目指す場合、実施医療施設や対象患者の基準などを厳格に定めて、安全性・有効性を担保した実施については混合診療を認める仕組みである。新たな医療技術の「保険導入のための評価を行うもの」として、基礎的な医療部分（診察、入院料等）は保険給付される。

「選択療養」は、先進医療制度に見られる手続き・基準を事実上廃止して、患者と医師が「合意」していれば混合診療を認めるというものである。文字通り、混合診療の全面解禁の正面突破を狙ったものだ。これには、日本医師会や国内最大の患者団体である日本難病・疾病団体協議会などより「安全性が担保されていない」「将来的に保険導入を目指すかどうかが曖昧《あいまい》（高額な自費診療が拡大する恐れ）」など批判が相次ぎ、患者申出療養制度に落ち着く形となった。

患者申出療養制度では、高度医療拠点である臨床研究中核病院が保険収載に向け治験等に進むための判断ができるよう実施計画を策定し、個々の技術ごとに国の審議会で安全性などを確認する運用が基本的な枠組みとされた。実施施設や審査期間などで緩和が見られるものの、実質上、先進医療の対象外となる患者（対象年齢外の患者、病期の進んだ患者や合併症を有する患者等）を先進医療制度と同様の建付けで救済する枠組みに近い。

施設基準はじめ厳格な審査が課された結果、がん、難病や重症心不全等の患者を対象に大学病院、がんセンターなど一〇技術・三五施設で承認されるにとどまっている（二〇二一年一〇月現在）。過去実績（二〇一六年七月〜二〇二〇年六月）でも年平均で実施技術数五・四、実施施設数二一・五、患者数七八人で費用総額一・四億円（保険＋患者負担）と僅かの規模である（厚労省・患者申出評価療養会議資料、二〇二一年一月）。

13 混合診療の全面解禁の行く末——韓国の教訓

混合診療の全面解禁は、アメリカに見られるように医療費全体の膨張を惹起《じゃっき》する可能性が強く、近年では財務省も主張しなくなっている。患者の大幅負担増になるため、内外の製薬業界も評価療養の大幅拡大を含め混合診療の全面解禁は求めていない。ただし、相次ぐ高額薬剤の登場を背景に、最近では、財務省は、高額新薬について「保険外併用療養制度」を活用するよう主張しはじめていることに注意が必要である。なし崩し的な混合診療の拡大といえる。

「選択診療」として混合診療を通常診療で大きく認めてきた韓国では、保険診療を拡大する議論に医療界が反発する事態となってきた。混合診療による自費徴収で経営を維持する中、採算割れ点数で保険範囲が拡大されると経営が成り立たなくなるからである。混合診療の全面解禁や保険外併用療養費の大幅拡大がされた場合、最適水準の医療を公的保険で行う制度への後戻りはきわめて困難になることが歴史的な教訓である。◆14

14　オンライン診療、スイッチOTC拡大――保険外産業の市場拡大

医療の営利化に関わっては、オンライン診療の推進も焦点となっている。医師を増やさずに効率良く安価に診療を担わせ医療費抑制を図る一方、信販・ICT業界などの市場を拡大する狙いである。高支持率を誇った小泉・安倍政権での混合診療の全面解禁などの目論見が外れたことから、市販薬拡大含め公的医療周辺部分での市場拡大を進める流れにややシフトされた面も窺《うかが》える。

オンライン診療については、コロナ禍での受診機会の保障として、特例の形で初診より実施が認められているが、初診より実施する医療機関は非常に少ない。診療手段が問診や「視診」に限られるため、新患や新たな症状・疾患にオンラインで診療することは誤診リスクが高いからである。しかし、政府は、初診を恒久化（制度化）した上、報酬も初診料は対面診療の九割水準、再診料は同等に設定して促進する構えである。

汎用薬の保険外しの受け皿として、市販薬の拡大も進めている。医師の処方の下で使うべき作用が強い医薬品をこれまで以上にドラッグストア等でも購入できるようにするため、医師や薬剤師など医療専門職の権限を弱める形で、市販許可に関わる国の審査・評価体制が改変されている。ネット・店頭での販売規制の緩和もさらに進める構えだ。安全性を蔑《ないがし》ろにし、オンライン診療や市販薬拡大を進める政府の姿勢は無責任極まりないといわざるを得ない。

第四節　国民健康保険制度改革をめぐる動向

1　保険者再編と国保改革

皆保険体制の再構築は喫緊の課題である。政府のみならず、公的医療保険の保険者や被保険者にとっても共通の認識であろう。

とりわけ被保険者の労働・生活実態に着目する必要がある。特に、最も平均所得が低いにもかかわらず最も高い保険料を負担している国民健康保険（以下、「国保」と略記）の被保険者から皆保険体制を見つめれば、なおいっそう改革を進める緊急度は増している。「国保が貧困を拡大する」と形容されるような状況が継続している。[15]被保険者が受診を抑制せざるを得ないような状況を改善し、受療権保障・健康権保障を実現できるよう皆保険体制の再構築が望まれる。

ただし、国保をめぐる改革の現状は公的医療費抑制策を主眼として推進されており、被保険者の労働・生活実態をふまえた政策的対応といえるものではない。

保険料負担を引き上げ、公費投入を削減するために保険者再編を企図し進められてきた。[16]皆保険体制を支える国保をめぐって、二〇一八年度からはいわゆる国保の都道府県単位化がなされ、市町村に加えて新たに都道府県が国保の保険者となった。[17]

第1章でも触れたように、二〇一八年度から公的医療費抑制策の新たなステージに入っており、国保をめぐる改革もその一環として展開されている。国保改革は、第三次医療費適正化計画（二〇一八～二〇二三年度）をはじめ、地域医療構想など、医療の需要と供給に関する徹底した公的医療費抑制を図る政策手段の一環である。直近では、本章第三節の9の箇所で記した通り、財務省が保険者再編策として、新たに生活保護利用者（医療扶助）を国保や後期高齢者医療制度に加入させるよう求めている（建議、二〇二一年五月）。一貫して公費投入を削減するという改革手法であることがわかる。

なお、この点については「骨太の方針二〇二一」（二〇二一年六月一八日閣議決定）においても、「中長期的課題として」という前置きの後に、都道府県のガバナンス強化の観点から「生活保護受給者の国保及び後期高齢者医療制度への加入を含めた医療扶助の在り方の検討を深める」と記され

ている。◆18

2　国保の都道府県単位化

二〇一八年度から新たに、都道府県が市町村とともに国保の保険者となった。都道府県が財政運営の主体となったことで、より公的医療費抑制を主眼とする政策が推進される体制が整備された。

二〇一八年度からは都道府県全体の国保事業費納付金（納付金）の総額を市町村ごとに配分し、市町村は都道府県に対して納付金を納めている。納付金は市町村の医療費水準や所得水準などによって決定されている。なかでも、市町村の医療費水準をより反映させるように、都道府県の国保運営方針において掲示し、推進することが可能である。都道府県が医療費の推計を行い、市町村に国保の納付金を分担させるという仕組みとなっており、医療費水準に高い関心を持たざるを得ない内容である。

また、国保の都道府県単位化以降、公的医療費抑制における都道府県の役割が強化されている。都道府県に医療提供体制の管理責任（供給量の調節）と国保運営（保険料収入と保険給付等）の責任を持たせて、公的医療費抑制に拍車をかける体制となった。第1章で触れたように、都道府県には地域医療構想を策定し医療の供給量の調節を行いながら、医療費適正化計画において医療費水準の目標を設定することが求められている。各都道府県および市町村で目標を設定し、その達成に向けて努力するという手法で医療費の抑制を図るものである。

このように、都道府県が国保の財政運営の責任者となったことで、より公的医療費抑制へと邁進する体制が出来上がったことになる。新自由主義に主導された医療保険制度改革の一環として、国保をめぐる改革においても、公費支出策が実行されていることがわかる。

一方で、この一連の改革は、被保険者が納める保険料の引き上げは回避できない仕組みへの改革でもある。そもそも、国保の保険料は他の被用者保険などと比べて最も高い保険料負担となっている。一九八〇年代以降の公的医療費抑制策によって、国保への公費支出が抑制されてきたことに主因がある。国庫負担の減額が被保険者の負担と責任に転嫁される仕組みが続いてきたところである。

こうした構造的問題の解決を図る改革が優先される必要があるが、実際には公的医療費抑制策を推進し、都道府県や市町村が参加せざるを得ない体制整備を重点化した保険者再編の改革が進められた。さらに、保険者再編に関して、「骨太の方針二〇二二」では、都道府県のガバナンス強化という観点から、後期高齢者医療制度の運営主体を広域連合から都道府県とすることの検討を深めるとしている。国保と同様に、後期高齢者医療制度についても都道府県が保険者となって運営することで、医療費抑制の強化を図ることが想定されているといえる。

3　医療費適正化計画の推進

　第三期から医療費適正化計画は六か年計画となった（第二期までは五か年）。二〇一八年度から二〇二三年度までが第三期の期間となっている。各都道府県において医療費水準や医療提供体制の目標を定めること、ＰＤＣＡサイクルにて評価・見直しを図ることなどを求める内容である。

　そして、二〇二一年度に入り、二〇二四年度からの第四期医療費適正化計画（二〇二四〜二〇二九年度）を見据えた改革の方針が相次いで示されている。

「骨太の方針二〇二一」においては、効率的な医療提供体制の構築や一人当たり医療費の地域差半減に向けて、地域医療構想のＰＤＣＡサイクルの強化や医療費適正化計画の在り方の見直しを行う、としている。

　具体的には、都道府県が策定する医療費適正化計画における医療費の見込みについては、公的医療保険における保険料率設定の医療費見通しや財政運営の見通しとの整合性の法制的担保を行う。さらに、医療費の見込みを医療費の実績が著しく上回る場合の対応の在り方など、都道府県の役割や責務の明確化を行う、とされている。

　都道府県の国保運営方針においても「医療費適正化の取組に関する事項」を必須として、医療費適正化の推進を図るとしている。また、保険者協議会を必置として、医療費適正化計画への関与を強化し、国による運営支援を行うと表明している。

このように、第三期医療費適正化計画から強化された、公的医療費抑制の「管制塔」としての都道府県の役割がよりいっそう厳格化し、徹底を図る方向での保険者再編を企図している。また、このような動向は以前から指摘しているように「地方統制の強化」[19]であり、保険者である自治体の裁量などを奪うことにつながりかねない。地域差の解消などの施策などと同様に、自治体が地域住民の労働・生活実態に応じた政策展開に消極的な姿勢を選択せざるを得ない状況を生み出していることを指摘しておきたい。

現行の医療費適正化計画は、保険者である都道府県や市町村、被保険者や医療機関などを公的医療費抑制の競争に駆り出す仕組みである。さらに近年では序章で触れられている通り、予防を公的医療費抑制策に含み全面的な展開を実施している。医療費適正化計画の在り方の見直し等については、二〇二四年度から始まる第四期医療費適正化計画の策定に間に合うよう、必要な法制上の措置を講じることとしている。

4　医療費抑制策をめぐる指摘事項

このように、第四期医療費適正化計画（二〇二三年度から二〇二八年度）に向けて、政府内でも議論が進められているなかで、公的医療費抑制策をめぐる指摘がなされている。例えば、財務省の財政制度等審議会の財政分科会（二〇二一年四月一五日）では、厚労省が推進してきた特定健診・特定保健指導に関して「コストを上回る実証的・定量的な医療費適正効果はいまだ示されていないのが実情」としている。二〇二一年度予算では二二二億円、地方費も入れた公費ベースでは三九一億円の予算が特定健診・特定保健指導に投入されている。この投入した額を上回る医療費抑制効果があることは実証されていないのが実態として指摘されている。別途、行政改革推進会議による指摘（通告）もある（二〇二〇年一二月九日）。

公的医療費抑制策として展開されている手法について、丁寧に検証されなければならない。そもそも、医療費抑制の効果が明らかではないにもかかわらず政策展開がなされていること自体、疑問である。もちろん、検証する際には医療費抑制効果の有無ではなく、私たち地域住民の健康につながるかどうか、という視点が重要となる。保険者である自治体は地域住民を誤った方向に導くミスリードとならないよう、政策動向を慎重に見きわめる必要がある。

国保において、二〇一八年度から本格的にインセンティブ（誘導型報奨）の仕組みが導入された。保険者努力支援制度である。保険者努力支援制度では、公的医療費抑制につながるとされている様々なメニューが用意され、その実行度合いによって保険者である自治体に予算配分の増減がなされる。重症化予防や健康づくりなど、自治体の努力を評価するというものだが、実際の効果についてはおおむね明らかにはされていない。

現在は試験的に実施され、二〇二四年度からすべての自治体で「高齢者の保健事業と介護予防の一体的な実施」がなされる。この一体的な実施についても、自治体や地域住民に対する政策的な期待として、①予防・健康づくりの推進、②地域差の解消、③疾病予防や重症化予防、介護予防、フレイル対策、認知症予防が挙げられている。いずれも、保険者である自治体はもちろん、特に地域住民の参加を得る必要があるものばかりである。だからこそ、事業のあらゆる効果などが公表され、地域住民の信頼を得ることにつながるよう、改善されなければならない。

5　自治体独自の政策的対応

国保における自治体の責務として、健康権保障、受療権保障の実現が挙げられる。地域住民の健康づくりはもちろん、実際に症状などがあれば医療機関を受診できるようにしなければならない。また、保険料についても実際に納めることが可能な水準とする必要がある。国保は他の被用者保険と比べて最も高い保険料負担となっているため、自治体独自の保険料減免が講じられてきた。また、自治体が一般会計から国保会計に独自で繰り入れするなどの対策が取られてきた。

ところが、国保の都道府県単位化以降、この繰り入れについては都道府県内での平準化を目指して解消する方向での統一が推奨されており、二〇一八年度以降、一般会計からの繰り入れは減少する傾向が見られる。

主に、決算補塡《ほてん》等目的の独自の繰り入れについては解消する方向で厚労省のガイドラインが示されている。さらに、同ガイドラインは、国保会計が赤字となっている市町村については赤字解消・削減の取り組みや目標年次を設定し、その内容を都道府県は国保運営方針の中で明示するとされている。赤字解消計画の策定については、保険者努力支援制度の項目の一つともなっており、目標達成状況に応じて評価がなされる。

以前から「骨太の方針」では一般会計からの独自繰り入れについては解消するよう求めており、「骨太の方針二〇二二」では国保財政を健全化する観点から繰り入れを早期に解消するよう求めている。ただし、なぜ国保財政が不健全という状態なのかという分析と評価・見直しは見られない。

保険料水準の統一に向けた動向についても注視が必要である。都道府県によっては国保運営方針に、保険料水準を統一する目標年限を明記するところもある。ただし、保険料水準の統一には、医療費水準や医療提供体制の違いを解消することが前提となる。また、統一するための条件として赤字解消や収納率の向上などが挙げられる。

こうした保険料水準の統一の議論は、第1章で述べた医療提供体制の改革を推進することと連動している点にも注目しておきたい。

第五節　コロナ禍での医療保障の現状と課題

1　先進国でも低い日本の医療費

小泉政権以降の社会保障改革を通じて、日本（国・地方）の医療・社会保障給付は国際的に見てきわめて低い水準に置かれてきた。先進国で最も高齢化が進んでいるが、社会保障給付規模（対GDP比）は、日本よりも高齢化率が低いフランス、スウェーデン、ドイツの方が日本を上回っている。[◆20]全世代にわたり医療・社会保障が脆弱《ぜいじゃく》なのが実態である。

先進五か国（英、米、独、仏及びスウェーデン）と比較すると、社会支出（一人当たり。社会保障給付費＋施設整備費等。二〇一五年）は、日本は年一・一万ドルであり、スウェーデンの半分、独仏の六〜七割の規模にとどまる。医療についても、日本は独仏の七〜八割の規模である。経済力がほぼ同等のフランス並みにする場合、医療だけで一一・一兆円が必要となる。[◆21]

2　患者になれない病人たち、がん未発見多数

医療保険制度改革は、低診療報酬の下で余裕のない医療現場とともに、患者負担増による受診抑制を強めてきた。[22] 患者の経済的理由により、医科・歯科開業医（診療所）の二人に一人近くが受診の中断・中止を経験し、勤務医も二人に一人は安価な処方に変更した経験がある。[23] さらに、国保料滞納等により無保険、資格証明書や短期保険証発行で受診が遅れ病状が悪化し死亡に至ったと考えられる事例や、正規保険証でも経済的事由により受診が遅れ死亡に至ったと考えられる事例が例年五〇〜六〇人報告されている。[24]

子どもの医療保障では、全国の市町村（二〇二〇年四月現在）で、少なくとも中学卒業まで助成している所が外来で九二・四パーセント、入院で九七・六パーセントにまで広がっているが、依然、自己負担や所得制限など地域格差が存在する。[25] 償還払い（受診後に助成を請求）も含め窓口負担三割は、子どもの受診を抑制している。[26] また、学校健診で要受診と指摘されても小学生は約半数、中学生は五〜七割が未受診である。特に歯科、眼科、耳鼻科、内科などで目立っている。背景には親の理解不足、ネグレクトや貧困・多忙などがある。[27] 窓口負担の軽減・無料化を確実に受診につなげていく施策も課題である。

こうした中、コロナ禍が到来し健康・疾病状態がさらに悪化している。コロナ医療確保に伴う通

常医療・健診の制限、患者の感染懸念による受診・健診控えが増加した結果、二〇二〇年度の医療費は約三パーセント低下した。乳幼児健診や予防接種など受診予定があった子どもの四パーセントが未受診である（国立成育医療研究センター、二〇二〇年一二月）。がん検診が大きく減少する中、新規がん患者数が集計開始の二〇〇七年以降、初めて減少している（国立がん研究センター、二〇二一年一一月）。特に早期がんの発見数が減っており、進行がんの発見増加が危惧される。例えば、肺がんでは新規患者数が六・六パーセント減り、全国で八六〇〇人の診断が遅れ、治療の機会を逃したと指摘されている（日本肺癌学会調査結果、二〇二一年四月）。

受診の手控えによる疾病の重症化等は、地域の診療所から既に報告され始めている。全国保険医団体連合会が行った調査では、糖尿病など生活習慣病を筆頭に、皮膚科（アトピー性皮膚炎等）、耳鼻咽喉・呼吸器疾患、眼科疾患（緑内障等）から、整形関連（骨《こつ》粗《そ》鬆《しょう》症等）、精神疾患に至るまで広い範囲に及ぶ。がん発見の遅れ・進行がんの例も相当数見られる。歯科では、虫歯の進行・多発及び重症化（歯髄炎、抜歯等）、歯周病の悪化やストレスによる噛み締めなど様々な事例が聞かれる◆[28]。

第六節　皆保険体制の再構築に向けて

1　安倍・菅政権の医療費抑制路線を継承――岸田政権

岸田政権も安倍・菅政権を継承し、二〇二二年度予算では社会保障費の伸びを高齢化で増える分にとどめ、医療の進歩など本来必要となる増額分より二二〇〇億円削減した。二二年一〇月より七五歳以上の窓口負担二割導入の実施を決定した。

「骨太の方針」で定める「改革工程表」には、引き続き、▽高齢者（七〇歳以上）の三割負担者の拡大、▽「資産」の保有状況に応じた負担、▽薬剤の自己負担引き上げ、▽外来受診時等の定額負担の導入、▽高額新薬等の保険外し・混合診療（保険外併用）の活用、▽自治体の一般会計からの国保料への繰入解消（国保料引上げ）などが記載され、窓口負担については二二年度内の結論を求めている。「資産」の保有状況に応じた負担では、一定の預貯金がある場合、入院時の食事代を完全自己負担とすることなどが検討されそうだ。七五歳以上については、まずは二割導入の「円滑な施行」を図り、追って対象範囲の拡大、さらには原則二割化を進める構えである。

診療報酬では、二〇二二年度改定も全体マイナス〇・九四パーセントと五回連続のマイナス改定とされた。さらに、高齢者や慢性疾患患者が多く使う「湿布薬の処方制限」や医師の診察を受けずに繰り返し調剤（処方）が受けられる「リフィル処方箋《しょほうせん》」の導入・促進などを進めている。診療（受診）の回数を減らし、医療費の抑制を図る狙いである。

保険者の再編に関わっては、岸田政権は、新たに正規・非正規や請負など働き方の形態に関わりなく社会保険に加入する「勤労者皆保険制度」構想を打ち出している。国保から被用者保険への移行により、保険料の軽減が図られるものの、消費税はじめ高負担の問題への抜本的改善こそが求められる。他方、国庫負担（医療保険）の四〇パーセント前後から一五パーセント以下への切り下げや、「勤労者」の皆保険の強調を通じた保険料未納者や就労困難者への処遇切下げが危惧される。

2　皆保険体制の再構築へ

小泉政権以降の新自由主義的改革を通じて、患者負担増や低診療報酬などによって医療保障は脆弱化されてきた一方、医療界・世論の強い抵抗もあり、公的医療サービスそのものの市場化には至っていない。予断は禁物だが、引き続き、窓口負担・保険料引き上げ、診療報酬削減を主軸に医療保険制度改革が進められる様相といえよう。

窓口負担については、医療提供体制の違いもあり単純な比較には注意を要するが、日本の原則三割負担は先進国でも高い水準にある。英国は、処方箋料等の少額負担があるが原則無料であり、ドイツは外来は原則無料であり、入院は一日一〇ユーロ（一ユーロ≒一〇〇円）、薬剤費は一〇パーセント（五～一〇ユーロ）である。フランスは外来三〇パーセント、入院二〇パーセント、薬剤三五パーセント負担だが、加入が義務付けられる補足疾病保険により公費が補填されており、見かけ上よりも低い水準にある。問題の本質は、高齢者の負担割合が低いのではなく、現役世代の負担割合が高いことにある。◆29 まずは、国の制度として、子どもと高齢者は全て無料、現役世代は二割に軽減していくことが必要である。

保険料では、後期高齢者の医療保険料の上乗せ軽減の復活、国庫負担引き上げや自治体の一般会計からの繰入による国保料の軽減などは急務である。定額・定率の保険料や算定報酬上限（保険料の頭打ち）によって、被用者保険料も所得二〇〇万円前後で実質的な負担（収入に占める割合）が一番重い現状となっている。「勤労者皆保険制度」に関わっては、適用拡大は望ましいが、賃金引上げなど労働条件改善とともに、国庫負担引き上げによる保険料率の引き下げや算定報酬上限の引き上げなど低所得者の負担軽減が不可欠である。中小企業の事業主負担への補助・軽減も必要である。

生活保護の国保等加入については、将来的な保険者のあり方以前に、生活保護申請者に対する扶養照会など「水際作戦」はやめて受給資格のある人が全て利用できる生活保護行政に改善することが先決であろう。

診療報酬は少なくとも物価・給与水準を超える引上げが不可欠であり、薬価・材料価格引き下げ分を技術料本体に完全に充当して全体でプラス改定にすることが必要である。先進国ではアメリカに次ぐ貧困大国となった日本において、公的医療保険制度は国民の分断を防ぐ最後の砦《とりで》となっている。誰もが安心して最適な医療を受けられる皆医療保険制度の再構築に向けて、政府による世代間の分断の持ち込みを許さず、全世代にわたる医療保障の網の目を構築していくことが急務である。

皆保険体制を支える医療提供体制の再構築も急務である。医療提供体制の逼迫は第1章で触れた通り、公衆衛生機能の弱体化、感染症病床の削減など医療・公衆衛生に関する公的医療費抑制策を中心とした政策が直結していると考えるのが妥当であろう。公的医療費抑制策は新自由主義との親和性が強く、序章において指摘されているように、公的セクターの解体と民間セクターへの転換、規制緩和を推進し市場原理を導入し活用していくといった新自由主義的政策の主な手段として活用されてきた。

この結果によって生じたのが医療提供体制の逼迫である。公的医療保険の保険料を納付しているにもかかわらず、いざという時に医療を利用することができないという事態として、深刻なものと受け止める必要がある。特に低所得者や高齢者も多い国保の被保険者においては、より多くの健康被害が生じる恐れがある。新型コロナウイルス感染症以外の症状があるにもかかわらず、医療機関の受診を控えるいわゆる受診抑制が発生していたことが判明している。感染症対策は公衆衛生の課題でもあり、公的医療保険による皆保険体制の課題としても認識する必要がある。

注

◆1　医療保障（公平化）の視点からの医療保険制度改革の経緯と課題について、池上直己、『医療と介護　3つのベクトル』（日経文庫、二〇二一年）一〇六～一三八ページ。

◆2　飛田英子（日本総合研究所調査部主任研究員）、「後期高齢者医療制度の抜本改革の方向性――負担能力の持続可能性を中心に」（「JRIレビュー二〇一八Vol.4　No.5」）。

◆3　混合診療をめぐる議論の経緯、焦点と政策論について、島崎謙治、『日本の医療制度と政策増補改訂版』東京大学出版会、二〇二〇年、二八四～二九七ページ、出河雅彦、『混合診療「市場原理」が医療を破壊する』医薬経済社、二〇一三年。

◆4　二木立「財務省の二〇年間の医療・社会保障改革スタンスの変化をどう判断するか？」、「日本医事新報」（No.5080、二〇二一年九月四日号）。同「安倍政権は厳しい医療費抑制策を復活させた」東洋経済online、二〇二〇年九月一八日。

◆5　実際には、消費税は低所得者や中小事業者に負担が重く、大企業には軽い税制である。

◆6　難病医療では、それまで無料だった超重症患者（人工呼吸器等）にも自己負担を求めた。

◆7　七五歳以上の二割負担導入の問題について詳しくは、松山洋「菅政権が進める医療保険制度改革等の概要とその問題点」、『国民医療』二〇二一年No.349。厚生（労働）白書を基に一部負担増のロジックを読み解いたものとして、芝田英昭『医療保険「一部負担」の根拠を追う』自治体研究社、二〇一九年。

◆8　現行の制度では、汎用処方薬の保険外しは、予防や単なる栄養補給など「治療目的以外では投与を認めない」とする運用に留まる。費用対効果評価も高薬価を是正する運用に留められている。

◆9　しんぶん赤旗（二〇一九年八月一一日付）。

◆10　介護保険料も二〇一七年から二〇年度にかけて総報酬割が導入され、健保組合、共済組合が負担増を肩代わりし国庫負担が削減された。

◆11　一・三六パーセント分は消費税増税に伴う物価上昇（経費増）に対する手当てであり、医療機関の実収入が増えるわけではない。

◆12　日本医師会記者会見資料（二〇一九年一一月一日）。

◆13　日本医療労働組合連合会「看護職員の労働実態調査」（二〇一七年）。

◆14　混合診療原則禁止の歴史的意義・教訓について、二木立「韓国・文在寅政権の医療改革案と医師会の反対――混合診療をめぐる論争を中心に」、『月刊／保険診療』二〇一八年六月号。

◆15　神田敏史・長友薫輝『新しい国保のしくみと財政――都道府県単位化で何が変わるか』自治体研究社、二〇一七年、第一章を参照。

◆16　神田敏史・長友薫輝『市町村から国保は消えない――都道府県単位化とは何か』自治体研究社、二〇一五年、を参照。

◆17　前掲の神田敏史・長友薫輝（二〇一七年）を参照。

◆18　「経済財政運営と改革の基本方針二〇二一」（「骨太の方針二〇二一」）二〇二一年六月一八日閣議決定、三三ページ。

◆19　前掲の神田敏史・長友薫輝（二〇一七年）、および拙稿「医療保険制度改革と医療保障――医療費抑制と地方統制の強化」、『医療・福祉研究』No.27、二〇一八年、を参照。

◆20　『厚生労働白書二〇二〇年度版』一二四ページ。鈴木俊彦・前厚生労働事務次官、「社会保障を取り巻く状況と展望」、『社会保険旬報』No.二八二七、二〇二一年八月一日。

◆21　唐鎌直義、連載「高齢者負担増を考える」、「全国保険医新聞」二〇二一年九月五日号ほか。

◆22　窓口負担増による受診抑制や健康悪化を示した研究の紹介について、「注7」一三六～一四一ページ、「二木教授の医療時評その一九一」、『文化連情報』二〇二一年六月No.591。

◆23　「受診実態調査」（全国保険医団体連合会、二〇一五年一一月）、「日経メディカルウェブアンケート」（二〇一六年六月）。

◆24　「経済的事由による手遅れ死亡事例調査」（全日本民主医療機関連合会）の例年動向より。

◆25　本田孝也、「子どもの医療費助成制度を考える――安易な受診、コンビニ受診は助長されたか」、『国民医療』二〇一八年夏季号、No.三三九は、レセプトを検証し、子どもの医療費助成拡大は安易な受診やコンビニ受診などは生んでいないと指摘している。

◆26　阿部彩他「子ども医療費助成制度の受診抑制に対する影響」、『医療と社会』Vol.三一　No.二、二〇二一。

◆27　「学校健診後治療調査」（全国保険医団体連合会、二〇二〇年五月）。

◆28　「開業医の実態・意識基礎調査」（全国保険医団体連合会、二〇二一年）。

◆29　医療技術の高度化で医療費が上昇しており、高額療養費制度において、現役並み所得者での上限設定八万円、一六・七万円の引き下げ、（総医療費×1％）条項の撤廃は急務である。

第3章　感染症対策の破綻と地域保健・公衆衛生の再生

波川京子

第一節　公衆衛生・地域保健の危機

1　引き起こされた保健所の危機

新型コロナ感染症（ＣＯＶＩＤ―19）は、二〇二〇～二〇二一年に五回の爆発的な感染拡大を繰り返し、対応に追われる保健所の激務を世間にクローズアップした。重症化、コロナ病床、受診控え、救急搬送患者の受け入れ困難、在宅医療などで医療崩壊がいわれる以前に、感染者や濃厚接触者の積極的疫学調査を一手に担う保健所は、壊滅状態を呈していた。

保健所は都道府県、政令市、中核市等が設置した公の機関であり、全ての保健所は地域保健法と感染症法などに基づき、結核やＨＩＶなどの感染症対策を日常業務としている（図表3―1）。公的責任で、公衆衛生の専門機関、地域保健の専門職が、コロナ対応の大きな受け皿になりえたが、職員数は日常業務から算出した定数のため、元々ゆとりのない状況で活動している。何か起これば、必然的に長時間労働は増え、保健・医療職の人員確保は難しく、他部門・他機関からの動員で切り抜けようとしても、限界を超えて、壊滅状態になりやすい状況に置かれている。

図表3―1　保健所業務

地域保健法の保健所業務	主な日常業務
1地域保健に関する思想の普及及び向上に関する事項 2人口動態統計その他地域保健に係る統計に関する事項 3栄養の改善及び食品衛生に関する事項 4住宅、水道、下水道、廃棄物の処理、清掃その他の環境の衛生に関する事項 5医事及び薬事に関する事項 6保健師に関する事項 7公共医療事業の向上及び増進に関する事項 8母性及び乳幼児並びに老人の保健に関する事項 9歯科保健に関する事項 10精神保健に関する事項 11治療方法が確立していない疾病その他の特殊の疾病により長期に療養を必要とする者の保健に関する事項 12エイズ、結核、性病、伝染病その他の疾病の予防に関する事項 13衛生上の試験及び検査に関する事項 14その他地域住民の健康の保持及び増進に関する事項	•保健医療福祉計画策定 •地域の健康情報の収集 •結核、エイズ、肝炎等感染症対策 •特殊疾病対策（難病） •精神保健福祉対策（依存症、自殺予防） •管内市町村と連絡調整、技術的助言・支援 •生活衛生関係営業の興行場、旅館業、公衆浴場業の許可 •生活衛生対策、食品衛生対策 •廃棄物処理業及び廃棄物処理施設の許可 •医師、薬剤師、歯科医師、保健師、助産師等学生実習受入れ •医療職等国家試験免許申請 •医療施設等に対する指導 •獣医衛生のと畜場等の設置許可 •薬事、毒劇物対策の立入検査等の監視、許可、登録 •医療福祉介護等の包括的なシステムの構築 •災害を含めた健康危機対応 •生活習慣病・母子保健・虐待防止等の対策

（出所）著者作成

図表3－2　新型コロナウイルス感染症業務

指定感染症「新型コロナウイルス感染症」	2021年6月時点 新型コロナウイルス感染症対応業務
• 積極的疫学調査の実施 • 就業制限 • 入院の勧告・措置 • 検体の収去・採取等 • 疑似症患者への適用 • 無症状病原体保持者への適用 • 健康状態の報告、外出自粛等の要請 • 都道府県による経過報告 • 診断・死亡した時の医師による届出 • 建物の立ち入り制限・封鎖、交通制限 • 発生・実施する措置の公表 • 健康診断受診の勧告・実施 • 汚染された場所の消毒、物品の廃棄等 • ねずみ、昆虫等の駆除 • 生活用水の使用制限 （出所）厚生労働省令和2年12月17日第50回厚生科学審議会感染症部会資料「新型コロナウイルス感染症対策における今後の検討の視点について（案）」感染症法に基づく措置の概要 https://www.mhlw.go.jp/content/10900000/000709124.pdf	• 受診相談センター（発熱者・濃厚接触者にPCR検査できる医療機関の紹介） • 他自治体からの濃厚接触者の健康観察と検査 • 検疫所からの濃厚接触者の健康観察 • 病院からのPCR検査陽性者発生届により患登登録、記載不明事項を発信元病院へ確認 • PCR検査受診者受付と受検書類作成 • 積極的疫学調査（クラスター対策含む行動や接触者の名前や連絡先の聞き取り） • 疫学調査後、入院・ホテル療養・自宅療養決定と入院・ホテル療養の調整後、対象者に連絡 • 濃厚接触者の最終接触日から5日以降のPCR検査と2週間の健康観察、外出自粛依頼 • 濃厚接触の疑いのある人への連絡 • 自宅療養者の開始日～発症後10日目までの健康観察、パルスオキシメーター貸出・返却 • 自宅療養者の食糧、生活用品支援、配達手配 • 就業制限通知・就業制限解除通知の発行 • 都道府県庁への感染者数日報

（出所）著者作成

指定感染症から新型インフルエンザ感染症に分類されても、感染症業務が保健所業務でありえたことが、ＷＨＯ（世界保健機関）が宣言した公衆衛生の課題である新型コロナ感染に、全国統一の対応ができる強さを発揮した（図表３―２）。

２　地域保健の予防活動の危機

二〇二〇年四～五月の新型コロナウイルス感染拡大予防の緊急事態宣言期間中、ほとんどの市町村が乳幼児健康診査を停止した。乳幼児健康診査で乳幼児の健康状態、予防接種の接種確認や指導ができなかったことで、厚生労働省、都道府県がホームページで「遅らせないで！　子どもの予防接種と乳幼児健診」[1]と呼びかけなければならないほど、子どもの予防接種率が落ちていた。集団免疫で抑制されていた乳幼児期の感染症が感染拡大する可能性が危惧《きぐ》されている。

二〇一六年の出生数は九七万六九七八人、二〇一七年度の乳幼児健診の受診率は、三～五か月児健診九五・五パーセント、一歳六か月児健康診査九六・八パーセント、三歳児健康診査九五・二パーセントと受診率は高い[2]。乳幼児健診（自己負担なし）はほぼ全員が受け、発達・発育・健康状態の把握だけでなく、保護者との出会い、未受診児の所在・安否確認等を目的にした全数把握をしている。

市区町村が担う地域保健は、年齢や健康状態を問わず、住民のほとんどの生活に関わる。成人の定期健康診査やがん検診の受診率も低下し、早期発見や予防活動の低下によって、重症化や新たな疾患を引き起こす危険性が高まっている。高齢者はデイサービスや介護予防事業への参加制限で、心身の機能が低下している。コロナ肥満も増えている。

コロナ以外の感染症の予防活動や健康づくり、介護予防などの活動は、コロナ以前の状況に戻すには、かなりの活動が要求される。予防活動が後退すれば、医療費は増加する。健康状態は悪くなる。地域保健・公衆衛生の課題は山積し続けている。

第二節　健康を支える公衆衛生・地域保健の網の目

1　公衆衛生の第一線の機関としての保健所

公衆衛生は、憲法二五条の「すべて国民は、健康で文化的な最低限度の生活を営む権利を有する。国は、すべての生活部面について、国民の生活の場に、社会福祉、社会保障及び公衆衛生の向上及び増進に努めなければならない」を根拠にしている。社会福祉（福祉事務所、保育所、社会福祉協議会など）、社会保障（医療保険、国民皆保険、国民皆年金など）、公衆衛生（保健所、市町村保健センター、医療機関、救急・防災など）の網の目が、津々浦々まで張りめぐらされている。

一九三七（昭和一二）年、戦前に設置された保健所は、徴兵制度のもと健康な兵士を確保する「健兵健民」のために、母子保健や結核対策、寄生虫対策などを行う機関であった。初代の保健所法第一条保健所の目的は「国民の体力を向上させたるために地方に於いて、保健上必要なる指導をなす所（原文はカタカナ表記、句読点等なし）」と記されている。保健所設置は第三条で「保健所は命令の定むる所に依り、北海道府県之を設置するものとす。但し勅令を以て指定する市の区域にありては、市之を設置するものとす（原文はカタカナ表記、句読点等なし）」とし、都道府県と勅令市に設置されていた。一九三七年の内務省衛生局長の保健所運営指示事項で「保健所の担当人口は一二万から二〇万を標準とする」[3]として、保健所機能用の施設も含めて、約八〇〇か所設置されていた。

一九四五（昭和二〇）年の終戦以降には、日本国憲法第二五条に基づく保健所となり、一九四七年の保健所法改正でも保健所の名称は残った。第一条で「保健所は地方における公衆衛生の向上及び増進を計ることを目的」に定め、名実ともに公衆衛生の実施機関となった。保健所法施行令の第二条で、「保健所は人口おおむね一〇万を基準として設置するものとする」と配置基準も引き継がれた。また、保健所法第九条で、「保健所の施設の利用又は保健所で行う業務については、命令で定める場合を除いては、使用料、手数料又は治療料を徴収してはならない」と「無料の原則」を定め、公的責任での公衆衛生の推進を図っている。公衆衛生の無料の原則は、保健師の家庭訪問、乳幼児健康診査や定期予防接種、保健指導などが、地域保健法にも引き継がれている。

一九五〇（昭和二五）年の総人口は八三一九万九六三七人、ほぼ一〇万人に一か所の目標に近いところまで設置されていたことになる。保健所法を全面改正した一九九四（平成六）年の地域保健法まで、保健所数は約八五〇か所で推移している（図表3―3＝一一二～一一三ページ）。

2　市町村が担う地域保健・公衆衛生

市町村で保健師の活動が開始されたのも戦前からである。都市の保健師は医療機関や健康相談所などを拠点に活動していた。農村の役場の中には、医師の代用を期待している役場もあったが、保健師業務の範囲で役場の衛生行政を担っていた。役場とは別に、農村医療の対策として、一九三八（昭和一三）年に国民健康保険法が始まり、医療費負担の軽減、加入者の健康の保持・増進と疾病予防を目的に国保保健師が配置されていた。[4] この保健師たちが医療機関の少ない、病気になると高い医療費を払わなければならなくなることを背景に、母子保健や保健指導などの予防活動、在宅療養者の指導を展開していく。

国民健康保険組合で雇用された保健師は、一九七七（昭和五二）年の市町村への身分移管まで続く。本格的な市町村保健師増員のきっかけは、一九八二（昭和五七）年の老人保健法である。「国民の老後における健康の保持と適切な医療の確保を図るため、疾病の予防、治療、機能訓練等の保健事業を総合的に実施し、もって国民保健の向上及び老人福祉の増進を図ること」を目的に、成人病対策（成人病健診）が市町村業務として始まる。

二〇〇七（平成一九）年には、老人保健法を全面改正し、後期高齢者医療確保法を制定した。第二条で「国民は、自助と連帯の精神に基づき、自ら加齢に伴って生ずる心身の変化を自覚して常に健康の保持増進に努めるとともに、高齢者の医療に要する費用を公平に負担するものとする。国民は、年齢、心身の状況等に応じ、職域若しくは地域又は家庭において、高齢期における健康の保持を図るための適切な保健サービスを受ける機会を与えられるもの」とした。老人保健法の成人病健診を特定健康診断、特定保健指導として医療保険者に義務付け、同時に、都道府県の医療費適正化計画を抱き合わせた。

地域保健法で二次医療圏に一か所の保健所に縮小する一方で、成人保健と高齢者保健、母子保健、一歳六か月児健康診査、予防接種、母子健康手帳の交付など市町村保健業務の増加とともに、保健師を増員した。

第三節　保健所削減と平成の市町村合併

1　地域保健法下の保健所

日本の高齢化率は一九七〇年（昭和四五）年に七・一パーセントに達し、地域保健法発足の一九九四（平成六）年に高齢社会に入り、介護保険制度発足の二〇〇〇（平成一二）年には一七・四パーセントになり、以降増加し続けている。保健所法を全面改正した地域保健法は、「感染症の時代は終わった。これからは高齢者の福祉の充実を図る」の掛け声で、全国八四七か所の保健所を、二次医療圏に一か所の設置へと削減していくことを目標にした。

保健所統廃合の根拠とした二次医療圏は、一九八五年の第一次医療法改正で、地域医療計画策定のために設定し、保健と医療の一体改革を目指したものである。さらに、二次医療圏と福祉圏を一致させ保健と医療と福祉の一体化を図った。福祉部門の予算を拡充し、公衆衛生部門の予算は削減して、福祉事務所等との統合による保健所の看板はずしを国主導で推し進めた。

地域保健法下での保健所の設置基準は、一九九四年一二月に通達「地域保健対策の推進に関する

図表３―３　保健所数の推移

年度	保健所総数	都道府県	指定都市	その他政令市	23区	中核市
1989	848	632	121	42	53	0
1990	850	634	122	42	53	0
1991	852	636	122	42	53	0
1992	852	635	121	42	53	0
1993	848	631	121	42	53	0
1994	847	625	124	45	53	0
1995	845	625	122	45	53	0
1996	845	623	122	21	53	26
1997	706	525	101	15	39	26
1998	663	490	93	16	36	28
1999	641	474	93	12	31	31
2000	594	460	70	11	26	27
2001	592	459	70	11	24	28
2002	582	448	70	11	23	30
2003	576	438	71	9	23	35
2004	571	433	71	9	23	35
2005	549	411	72	8	23	36
2006	535	396	73	7	23	36
2007	518	394	58	8	23	35
2008	517	389	58	8	23	39
2009	510	380	59	7	23	41
2010	494	374	50	7	23	40
2011	495	373	50	8	23	41
2012	495	372	51	8	23	41
2013	494	370	51	8	23	42
2014	490	365	51	8	23	43
2015	486	364	47	7	23	45
2016	480	364	41	5	23	47
2017	481	363	41	6	23	48
2018	469	360	26	6	23	54
2019	472	359	26	6	23	58
2020	469	355	26	5	23	60
2021	470	354	26	5	23	62

（出所）著者作成　※ ［網掛け］は「平成の大合併」

基本的な指針（基本指針）」で示している。「都道府県が設置する保健所所管区域は、一九九七年三月（平成八年度末）までに、保健医療に係る施策と社会福祉に係る施策との有機的な連携を図るため、二次医療圏（三四二圏域）又は老人福祉圏（三四七圏域）とおおむね一致した区域とすることを原則として定めることが必要である」と保健所削減の根拠とした。

人口一〇万人に一か所設置していた保健所を、平均人口三六万二四四八人、平均面積一〇八六平方キロメートルの二次医療圏に一か所の保健所に削減する方針を国が示し、都道府県・政令指定都市の保健所の削減を積極的に推進した。政令指定都市は各区に保健所を設置していたが、福岡市を除いて一市一保健所に統合した。政令指定都市最大人口の三七七万五七六三人を抱える横浜市に保健所は一か所である。二〇二一年の二次医療圏は三三五圏域であるが、保健所数は四七〇か所で踏みとどまっている（図表3―3）。

2　平成の大合併

都道府県と政令指定都市の保健所を削減する一方で、一九九四（平成六）年地方自治法が改正され、中核市を新たに設置した。一九九九（平成一一年）から二〇一〇（平成二二）年の「平成の大合併」は三二二九市町村を一七三〇市町村に半減させ、合併により中核市（人口二〇万以上）が急増し、二〇一〇年には四〇市になった（図表3―4）。

図表3－4　市町村合併の推移

年　月	計	平均人口（人）	平均面積（km²）	市	市再掲		町	村
					指定都市	中核市		
1999（平成11）年4月	3,229	36,387	114.8	671	12	25	1,990	568
2006（平成18）年3月	1,821	—	—	777	17	37	846	198
2010（平成22）年3月	1,730	66,947	215.0	786	19	40	757	187

（出所）ウェブサイト総務省自治行政局合併推進課「平成の合併」について（平成22年3月）、総務省地方自治制度＞地方公共団体の区分＞中核市・施行時特例市、総務省｜地方自治制度｜指定都市一覧から著者作成

中核市は、その後も増加し、二〇二一年は六二市になっている。中核市には保健所設置が義務付けられたため、中核市の保健所は増え、都道府県と政令指定都市で保健所削減が進んだ。住民への行政サービスは市町村が担うことが多く、中核市になることで、保健所が設置され、住民からは保健所が減ったのではなく増えたように見える。

一九九四（平成六）年から二〇二〇（令和二）年にかけ、日本の人口は八一万八七二六人減少しているが、保健所の削減で保健所管内人口は、一九九四年と二〇二〇年では二倍に増加している。保健所保健師一人当たりの受け持ち人口も一万人を超えている。保健所削減は保健所数と職員定数削減にとどまらず、保健所必置職種の実習受け入れも困難にしてきた。

保健所の統廃合、市町村合併が、結果的に地域保健・公衆衛生を弱体化させた。市町村合併に伴い、

保健師も含めて職員数が調整された。保健所と市町村数は半減、保健所の管轄範囲と人口は拡大した。並行して、公務員の定数削減、感染症・結核病床も縮小・転用されてきた。

第四節　保健所削減を推し進めた新自由主義

1　公的責任の後退と健康の自己責任論

一九八〇年代にイギリスとアメリカで登場した新自由主義は、市場原理主義を基本に、各種国営企業の民営化、労働法制に至るまでの規制緩和、社会保障制度の見直しを進めた。一九九〇年代の日本の構造改革は、バブル経済崩壊後の国際競争力の再編強化のために、雇用形態の見直し、労働力の流動化、郵政民営化、規制緩和等公共事業の民営化を進めた。

二〇〇〇年に政府は「今後の経済財政運営及び経済社会の構造改革に関する基本方針（骨太の方針）」を出した。市町村合併や市町村再編成、広域行政の推進で、効率的に地方自治体を運営するために人口一万以下の市町村をなくし、三三〇〇市町村数を三分の一の一〇〇〇に減らすことを目標にした。◆5 保健・医療・福祉・介護の公的サービスを民間委託し、地方財政の活性化と地域での雇用促進のために、公共施設の管理運営や窓口業務の民間開放を促進した。公務員を削減し、非正規雇用に置き換えていった。一九八九年のゴールドプラン、一九九四年の新ゴールドプランで在宅福祉を前面に打ち出し、地域保健で担っていた老人保健サービスを介護保険サービスに移行した。

2 国の責務としての公衆衛生、感染症対策

「新型コロナウイルス感染症は、公衆衛生上の課題である」とWHOが宣言した。行政命令の届きやすい保健所や地方衛生研究所、医療機関などが、新型コロナウイルス感染症対策の最前線に立っている。四方を海に囲まれた日本は、渡り鳥や漂流物からの伝染があっても、大きな感染からは海に守られてきた。航空・海技術等の発達は、他国の文化や技術とともに、海外から梅毒やコレラ、腸チフス、トラコーマ、エイズなどの感染症を運び込んだ。

SARS（重症急性呼吸器症候群）は二〇〇二年一一月一六日に、中国南部の広東省で非定型性肺炎の患者が報告され、北半球のインド以東のアジアやカナダを中心に感染拡大した。二〇〇三年三月一二日にWHOから「グローバルアラート」が出され、二〇〇三年七月五日に終息宣言を出すまでに、三二の地域と国で八〇〇〇人を超える感染者を出しているが、日本での確認例は報告されなかった。◆6

さらに、二〇〇九年にメキシコや米国等で発生した豚インフルエンザ（H1N1）をWHOは、

四月二八日、新型インフルエンザのパンデミック警報レベルをフェーズ4に引き上げる宣言をした。厚労省は、新型インフルエンザの蔓延《まんえん》を防止するとともに、健康被害を最小限にとどめるため、メキシコや米国等で確認された豚インフルエンザH1N1を、感染症の予防及び感染症の患者に対する医療に関する法律（平成一〇年法律第一一四号）第六条第七項に規定する新型インフルエンザ等感染症として位置づけた。[7] 新型コロナウイルス感染拡大で多忙を極めている、「帰国者・接触者相談センター」の前身となる発熱相談センターがこの時、保健所に設置されている。二〇一二年には中東地域で、ヒトコブラクダを介したコロナウイルスによる中東呼吸器症候群（MERS：Middle East Respiratory Syndrome）が発生している。[8] 二〇一四年には西アフリカのコンゴで致死率の高いエボラ出血熱が発生し、国際的に緊張感が高まった。二〇一五年には中南米でジカウイルス感染症が流行し、妊婦が感染すると胎児に影響するため注意喚起がなされた。

政府は、病原性が高い新型インフルエンザ（高病原性鳥インフルエンザA（H5N1）及びA（H7N9））の発生に備えて、「新型インフルエンザ等対策特別措置法」と、新型インフルエンザ等対策政府行動計画、新型インフルエンザ等対策ガイドラインを策定している。[9] この措置法第三二条の新型インフルエンザ等緊急事態措置に基づき、一回目二〇二〇年四月七日から五月六日まで、二回目全国一月八日～三月二一日、三回目東京、北海道、愛知、京都、大阪、兵庫、岡山、広島、福岡、沖縄の一〇都道府県に五月一二日～六月二〇日、沖縄は七月一一日　新型コロナウイルス感染症緊急事態宣言が出されている。国は、「感染症の時代は終わった」「これからは高齢者の時代だ」と、保健所を削減してきた。

3　保健所削減は感染症対策の破綻を招いた

地域保健法以降、保健所は広域的で専門的な業務に、市町村は住民に身近な業務を分担することになり、一九九四年に八四八か所あった保健所は二〇一九年には四七二か所に、二〇二〇年には四六九か所に減っている。同時に、保健所保健師は大幅に定員削減されている。

保健所削減が続く中、二〇〇二年から二〇〇三年のＳＡＲＳは「感染症の時代は終わっていなかった」を顕在させた。感染症は保健所業務の重要性を思い起こさせたが、感染が短期間であったことと国内感染がなかったことで保健所必要論の再確認には至らなかった。二〇〇九年に米国やメキシコで発生した豚インフルエンザでは日本に感染者が発生したにもかかわらず、二〇一〇年までにさらに約五〇か所の保健所を削減している。

4　公的責任を放棄した健康自己責任論の行く末

社会保障も同様に、公的責任で整備するものである。一九五〇年の社会保障制度審議会の社会保障制度に関する勧告[10]は、「社会保障制度とは、疾病、負傷、分娩、廃疾、死亡、老齢、失業、多子その他困窮の原因に対し、保険的方法又は直接公の負担において経済保障の途《みち》を講じ、生活困窮に陥った者に対しては、国家扶助によって最低限度の生活を保障するとともに、公衆衛生及び社会福祉の向上を図り、もってすべての国民が文化的社会の成員たるに値する生活を営むことができるようにすることをいうのである。このような生活保障の責任は国家にある。国家はこれに対する綜合的企画をたて、これを政府及び公共団体を通じて民主的能率的に実施しなければならない。この制度は、もちろん、すべての国民を対象とし、公平と機会均等とを原則としなくてはならぬ。またこれは健康と文化的な生活水準を維持する程度のものたらしめなければならない。そうして一方国家がこういう責任をとる以上は、他方国民もまたこれに応じ、社会連帯の精神に立って、それぞれその能力に応じてこの制度の維持と運用に必要な社会的義務を果さなければならない」と憲法を反映している。

しかし六〇年後、二〇〇六年五月の社会保障の在り方に関する懇談会[11]では、「福祉社会は、自助、共助、公助の適切な組み合わせによって形づくられる。全ての国民が社会的、経済的、精神的な自立を図る観点から、自ら働いて自らの生活を支え、自らの健康は自ら維持するという『自助』を基本とする」としている。さらに、平成二四年版厚生労働白書[12]は、公衆衛生は、「医療は、病気を治療し、心身の健康を回復するために必要不可欠であるが、健康的な生活を送るためには、日頃から、『自分の健康は自分で守る』という自覚を持って、病気の予防に努めるとともに、積極的に健康づくりを行うことが重要である」と明言している。国民は、保健所や市町村が提供しているがん検診や生活習慣病予防健診、妊婦健診、乳幼児健診、保健指導、健康相談などを利用して、健康は自己責任で保持・増進するものとし国の責務は後退している。

第五節　地域保健・公衆衛生の強化

1　次の波に備えるには専門職の確保が必要

国民皆保険制度のもとで、公的医療保険で医療を保障し、医療機関を自由に選べる（フリーアクセス）を謳《うた》っていたが、感染者数急増のたびに、「医療逼迫《ひっぱく》」「医療崩壊」「入院が必要な病状でも入院できない」「コロナ感染者以外の救急搬送が遅れる」「通常の手術や治療ができない」などの事態が繰り返されてきた。

新型コロナ感染症は二〇二一年二月一三日に発生当初の指定感染症から、新型インフルエンザ等感染症（新型コロナウイルス感染症及び再興型コロナウイルス感染症）に分類替えしても、保健所の新型コロナウイルス感染症業務は、ほとんど変わっていない。保健所業務は、一九九四年からの保健所統廃合の段階で、人員削減のために委託できる業務は委託してきた。公的責任の業務や不採算部門は公的機関に残り、民間に委託できない業務がほとんどを占めている。

次の波に向けて、二〇二一年一二月七日時点で、「厚生労働省は第六波に備えて、三七〇〇〇人を受け入れる病床を確保した。病床の使用率は平均で八二パーセントに引き上げる。医療体制が逼迫した場合に応援で派遣できる医師と看護師を三〇〇〇人ずつ確保した。臨時の医療施設や入院待機施設での受け入れも、三四〇〇人に増やす。保健所の業務も逼迫したことから、感染拡大のピーク時には保健所以外の職員を投入して平常時の三倍の人数で対応にあたる体制も確保した」[13]と報じられている。

保健所の対応が逼迫した時、保健所は保健師等保健所の職員の増員ではなく、行動調査期間を一四日→一〇日→七日→二日に簡素化し、庁内からの応援職員で疫学調査や自宅療養者の健康調査をした。これを実績と評価したのか、保健所設置都道府県や政令市などは、次の波に備えて、庁内の他部署から臨時的に職員を派遣・動員する準備を進めている。応援に入る職員を事前に決め、濃厚接触者の調査手法などについての研修をしている。保健所医師、保健師の積極的な増員を前提にした体制づくりをしていないことは、業務委託が念頭にあるのか、保健所や公衆衛生を軽視しているかのようである。

2 公衆衛生・地域保健の再生に向けて

世界人権宣言の第二五条生活の保障において、何人も衣食住、医療及び必要な社会的施設を含む自己及び家族の健康及び福祉のために十分な水準を享有する権利、並びに失業、疾病、能力喪失、配偶者の喪失、老齢、又は不可抗力に基づく他の生活不能の場合に、保障を受ける権利を有する。公衆衛生は、個人の努力のみで達成できるものではなく、公的な責任で行われることとしている。世界人権宣言と憲法二五条の理念は共通しており、公的責任を明示している。

公衆衛生・地域保健の基本は、予防できるものは予防する、予防接種で防げる感染症は防ぐというものである。疾病を発症すれば、医療費や治療時間などが必要になるし、行動も制限される。

新型コロナウイルス感染症が仮に落ち着いたとしても、その後、保健所の精神保健（自殺者、ひきこもり、DV、虐待、障がい者社会復帰事業）、新型コロナウイルス以外の感染症（結核、食中毒、季節性感染症）などへの影響が予測される。市町村業務への影響として、母子保健（乳幼児健診、予防接種、乳児全戸家庭訪問事業、受診控え）や、成人保健（特定健診、特定保健指導、がん検診、受診控え、在宅勤務の「コロナ肥満」）は、特定健康診断の対象となるメタボリック症候群の増加、基礎疾患保有者の増加が懸念される。高齢者は、介護度上昇、認知症増加、低栄養、孤立化、外出自粛、身体活動や対面会話制限で、心身の機能を低下させている。基礎疾患の罹患は新型コロナウイルス感染症重症化のリスクを高め、要介護度や医療費の上昇が予測される。

3　健康格差縮小に向けて

WHOは、健康の社会的決定要因について、成人の健康の基礎は胎児期と乳幼児期に形成されるとしている。この時期に発育不良や愛情不足であったりすると生涯を通じて病気がちになったり、成長した後でも体力や認識力の低下、情緒不安定を招く恐れがある。幼少期の体験不足や発育不良は発達過程において生物学的にも影響を与えると指摘し、胎児期と乳幼児期の健康を重視している。◆14

社会的決定要因の問題の解決は、個人の努力の限界を超えたところにあるとして、社会的（公衆衛生）に、公的責任で解決すると考えている。

地域保健・公衆衛生は、四六八か所の保健所と二四五六か所の市区町村保健センター（未設置市町村もある）を拠点に活動している。保健所の業務の一つに感染症対策があり、梅毒・エイズの無料検査で、感染拡大、早期発見・早期治療を図っている。性感染症は母から胎児への垂直感染を起こしやすく、次世代の不健康要因になる。性感染症と同様に、妊娠中の薬物や飲酒、喫煙は胎児の健康に影響する。薬物や飲酒、喫煙、ギャンブルの依存症は、長期にわたり、本人だけでなく家族の不健康も引き起こす。

健康増進法は二〇〇〇年からの一〇年計画の国民健康づくり運動「健康日本二一」に法的根拠を

与えるために策定した法律で、がん、心臓病、脳卒中、糖尿病などは、個人の生活習慣によって引き起こされるとした。その第二条が「国民は、健康な生活習慣の重要性に対する関心と理解を深め、生涯にわたって、自らの健康状態を自覚するとともに、健康の増進に努めなければならない」と述べるように、生活習慣の改善目標を定め、その目標に向かって、自助努力で生活習慣を改善することは「国民の責務」であるとした。受動喫煙防止、喫煙禁止が広がったことは評価できるが、個人の嗜好に国が踏み込んでいる。不健康に至る過程は、個人の生活習慣だけでなく、労働や休養、食事、住居、自然環境などの外的要因も不健康を引き起こす。公害と健康の関係は、個人の生活習慣よりも生活環境からの要因が大きく、環境の衛生的整備、地域社会すべての人に健康を保持できる組織的な取り組みで、健康課題の解決を図り、環境基本法制定に至っている。公的責任で健康づくりをする公衆衛生の役割がある。

戦後約八〇年、戦争からの復興、高度経済成長、一億総中流社会、企業戦士、オイルショック、臨調「行革」、市町村合併、介護保険制度、後期高齢者医療制度、リーマンショック、過労死、平成のバブル経済、働き方改革、新型コロナウイルス感染症など健康を阻害する要因はさまざまあるが、平均寿命は延伸しており、生活環境は衛生的に保たれている。公的責任で健康を支えてきた公衆衛生の力は、新型コロナウイルス感染症禍でも、綿々と続いている。健康の自己責任論では、健康格差は縮小しないし、国民が健康で文化的な生活を営む権利も保障できない。戦後日本の公衆衛生や地域保健を支えてきた憲法二五条に立ち戻り、公衆衛生、社会保障、医療保険を国の責任で再生する時期といえる。

注

◆1　厚生労働省「遅らせないで！　子どもの予防接種と乳幼児健診」。https://www.mhlw.go.jp/stf/newpage_11592.html（二〇二一年一二月六日最終閲覧）。

◆2　厚生労働統計協会「国民衛生の動向――二〇二一／二〇二二」二〇二一年、二六ページ。

◆3　中沢正夫、山岸春江、菊池頌子編『公衆衛生の心』医学書院、一九九二年、一〇六～一〇七ページ。

◆4　厚生省健康政策局計画課「ふみしめて五十年」日本公衆衛生協会、一九九三年、二七～二八ページ。

◆5　加茂利夫『市町村合併と地方自治の未来』自治体問題研究所、二〇〇一年。

◆6　国立感染症情報センター「SARS（重症急性呼吸器症候群）」https://www.niid.go.jp/niid/ja/kansennohanashi/414-sars-intro.htmlh（二〇二一年一二月六日最終閲覧）

◆7　厚生労働省結核感染症課長通知、健感発第〇四二九〇〇一号「新型インフルエンザ（豚インフルエンザH1N1）に係る症例定義及び届出様式について」二〇〇九年四月二九日）。https://www.mhlw.go.jp/kinkyu/kenkou/influenza/090429-03.html（二〇二一年一二月六日最終閲覧）。

◆8　厚生労働省「中東呼吸器症候群（MERS）について」。http://www.mhlw.go.jp/stf/

seisakunitsuite/bunya/kenkou/kekkaku-kansenshou19/mers.html（二〇二一年一二月六日最終閲覧）。

◆9 新型インフルエンザ等及び鳥インフルエンザ等に関する関係省庁対策会議「新型インフルエンザ等対策ガイドライン」二〇一三年。https://www.cas.go.jp/jp/seisaku/ful/keikaku/pdf/h300621gl_guideline.pdf（二〇二一年一二月六日最終閲覧）。

◆10 社会保障制度審議会「社会保障制度に関する勧告」一九五〇年。https://www.mhlw.go.jp/stf/shingi/2r9852000001otuv-att/2r9852000001otys.pdf（二〇二一年一二月六日最終閲覧）。

◆11 社会保障の在り方に関する懇談会「今後の社会保障の在り方について」二〇〇六年五月二六日。https://www.wam.go.jp/wamappl/bb05Kaig.nsf/。

◆12 厚生労働省「平成二四年版　厚生労働白書――社会保障を考える」。https://www.mhlw.go.jp/wp/hakusyo/kousei/12/index.html（二〇二一年一二月六日最終閲覧）。

◆13 NHKニュース「第六波に備え　全国で約三万七〇〇〇人の入院可能数を確保　厚生労働省新型コロナウイルス」。https://www3.nhk.or.jp/news/html/20211207/k10013378891000.html（二〇二一年一二月八日最終閲覧）。

◆14 WHO、健康都市研究協力センター日本健康都市学会訳『健康の社会的決定要因　確かな事実の探求　第二版』特定非営利活動法人健康都市推進会議、二〇〇四年一四ページ。一四ページ。http://www.tmd.ac.jp/med/hlth/whocc/pdf/solidfacts2nd.pdf。

第4章　健康・医療のビジネス化とデジタル戦略への対抗

寺尾正之

政府は、「ポストコロナの経済社会のビジョン」として「最先端のデジタル国家になる」ことを掲げ、サスティナブル（持続可能）な資本主義の構築を打ち出した。第五世代移動通信システムなどのデジタル基盤やIoT（モノのインターネット）、人工知能（AI）といったデジタル技術を活用し、さまざまな個人情報を収集し、デジタルデータとして集積し、国と自治体が持つ膨大な個人情報とあわせて、企業がビジネスとして利活用しやすい仕組みをつくり、企業の利益につなげるという成長戦略である。これは経団連が「新成長戦略」などで政府に迫ってきた施策そのものである。

本章では、健康・医療のデジタル化とビジネス利用の特徴を検討し、政府のデジタル戦略への対抗軸について考える。

第一節　健康・医療情報のビジネス利用

1　データがビジネス社会の礎

コロナ禍は日本の医療体制と公衆衛生の対応力の弱体化を露呈させた。新自由主義による医療費抑制政策の弊害である。新自由主義的医療改革は、需要面では患者負担を増やし、供給面では病床削減や病院統廃合、医師養成数の抑制などを進めてきた。

「受益者が負担する」という市場原理に沿った患者負担の増大によって経済的弱者は意図的に受診抑制に追い込まれ、見かけ上の医療需要が削減された。さらに、健康の自己責任論の立場から、健康に対する公的責任を自己責任へ転嫁する政策が進められた。この結果、社会経済的要因により健康状態や疾病のリスクが生じる健康格差が日本社会に広がったことは明らかである。

こうした新自由主義的医療改革の旗を振り続けてきたのが経団連である。経団連が公表した「新成長戦略」◆1は、新型コロナウイルス感染症の大流行が「資本主義のもとで進行していた格差を浮き彫りにした」と指摘し、「『新自由主義』の流れをくむ、わが国を含む主要国での資本主義は、行き詰まりを見せている」と結論付けている。しかし、格差を広げた自らの路線を転換する意思はみられない一方で、サスティナブル（持続可能）な資本主義を確立するためには、「誰一人取り残さない形でデジタルトランスフォーメーション（DX＝デジタル変革）を進める」ことが必要だとして、個人情報をデジタルデータ化し、その個人データを、「商品」として企業が利活用することが、「成長戦略の死活」にかかわる問題だと主張している。

国民の膨大な個人情報、個人データは、企業にとって利益を生み出す重要な「資源」にほかならない。新たな成長の原動力としてDXを柱に据え、産業構造を大きく変え、国際競争力を強化し、経済社会の再構築を図るという戦略である。

具体的には、個人データを企業が利活用できるような形で提供する「データ連携基盤」を構築するため、「産学官」が一体となって集中投資を行うことを求めている。例として挙げているのは、個人の胎児期から亡くなるまでの健康状態、学校・社会教育における学習履歴などの個人情報をデータ化し、企業や行政が持っているそれ以外の個人データとひも付けて、データ共通基盤に集積することである。ＡＩは集積されたデータ量が増えれば増えるほど正確性が増す。膨大な個人データを、企業や行政がＡＩを使って自動的に分析、評価・差別・選別（プロファイリング）した上で、企業がビッグデータとして利活用することを主張している。

健康・医療分野では、医療保険のレセプト（診療報酬請求明細書）に、新たに検査データなどの医療データを載せた上で、マイナポータル（行政機関が持つ個人情報を確認できるマイナンバーを利用した政府が運営・管理する個人専用サイト）に集積する。それらの医療データを、「本人の同意」のもとで、企業が集積している個人のＰＨＲ（Personal Health Record）につなげる仕組みを構築するよう求めている。

ＰＨＲについては、個人の生涯にわたる健康・医療・介護データを管理・活用し、「個人起点」の健康管理・予防対策を行うために不可欠な基盤と位置付けており、①ＰＨＲを通じて、自身の電子カルテ等の医療データにアクセスできるようにして、医療機関間の情報連携を進める、②マイナポータルへ個人の医療データを集積することや医療機関から個人への医療データの提供を義務化する、③マイナポータルへ集積する個人データの種類を拡大し、マイナポータルへの保存期間を延長することを検討する、などの課題を挙げている。

さらに、個人の生活データ、購買データ、移動データなど、あらゆる個人データをひも付けし、ＰＨＲとつなげて利活用することや、企業がＰＨＲに蓄積された個人データを「本人の同意」に基づき二次利用することも求めている。ＰＨＲとあらゆる個人データをつなげ、新たなデータビジネスに利用することを目論んでいるが、健康状態や学習履歴などに関する機微を含んだ個人情報を企業に開放すれば、活用の仕方次第で、深刻な社会的差別や排除を引き起こす恐れがある。実際、経団連は学習履歴を企業の「採用、処遇、評価」に使うと明言している。

医療・社会保障については、その「持続性確保」と称して、医療・社会保障の抑制政策を継続することや、自分の健康は自分で守ることだとして「個人起点のヘルスケア」を主張している。国民全体の健康増進や医療の向上を図るのではなく、国民に対して自己責任と行動変容を強要し、給付抑制を進める一方で、ヘルスケアを新たな成長産業にすることが狙いである。

経団連が主張する「個人起点」は、自己責任や自助そのものである。健康の自己責任論の立場に終始している。新自由主義型の資本主義が広げた二つの格差、すなわち社会経済格差と健康格差を解消していくための方策は、そこにはまったく見られない。

2　日本社会をデジタル化する――政府のデジタル戦略

政府のデジタル戦略は、閣議決定した「デジタル社会の実現に向けた改革の基本方針[2]」に盛り込まれている。「誰一人取り残さない、人に優しいデジタル化」を進める一方で、「データを効果的に活用した多様な価値・サービスの創出」を目指し、「データの流通、利用がデジタル社会の重要な礎である」と位置付けている。

この基本方針に基づき、「誰一人取り残さない」ように国民の個人情報を収集し、その利活用を大規模かつ効果的に進めるため、「デジタル改革関連法案[3]」を成立（二〇二一年五月一二日、参議院本会議）させて、一気呵成《いっきかせい》に社会のデジタル化を進めようとしている。

3　デジタル庁に大きな権限

政府のデジタル戦略の第一の特徴は、「デジタル・ガバメントの確立」及び「行政のデジタル化」である。

「デジタル化の司令塔」とされるデジタル庁を設置し、①基本方針の策定などの企画立案、②国や地方自治体等の情報システムの統括・管理、③マイナンバー制度の企画立案などを担い、「総合調整機能」を持たせて各府省庁などへの統制・管理を強化する方針である。デジタル大臣には、各府省庁に対する勧告権があり、各府省庁は、勧告を「十分に尊重」しなければならないと定められている。

さらに、各府省庁の情報システムの整備・運用に関する予算を一括確保するだけでなく、各府省庁が補助金を支出して行うデジタル関係事業の統括・管理を行う。補助金を出している自治体や医療・介護・教育などの「準公共部門」に対しても、予算配分やシステムの運用について指示を出せるという権限を持っている。

デジタル庁には「デジタル社会推進会議」が設置され、首相が議長を務め、デジタル大臣や官房長官、各府省庁の全閣僚が構成メンバーとなる。この推進会議の下に、各府省庁の官房長クラスが参加する「デジタル社会推進会議幹事会」が置かれ、内閣と各府省庁を挙げての強力な推進体制がつくられている。

大きな権限を持っているデジタル庁は、職員の三分の一が民間出身の人材で占められ、非常勤待遇や兼職容認とされている。政府などの情報システム整備を統括し、企業への発注を一手に担っており、高い透明性や公平性を確保することが強く求められる。

4 個人情報保護の弱体化

デジタル戦略の第二の特徴は、個人情報保護の弱体化と自治体統制の強化である。個人情報の収集・保護に関する法的規制や制限を緩和し、企業の個人データ利活用を大規模かつ効果的に推進する狙いである。

民間、国、独立行政法人の三つに分かれている個人情報保護法を一本化し、自治体が条例で定めている個人情報保護の規定やルールなども、国の法律で一元化される。現在、少なくない自治体で、年収、病歴、犯歴などの要配慮個人情報の収集禁止を原則にしているが、国の法律に一元化されることで、個人情報保護に関する内容が後退する恐れがある。

また、都道府県と政令指定都市に対して、住民の所得情報や医療・介護サービスの給付状況などの個人情報を匿名加工データ（行政機関等非識別加工情報）にして、本人の同意がなくても企業などに提供できるようにする「民間利活用案の募集（オープンデータ化）◆[4]」が義務化された。

民間利活用案の提案を受けた自治体が、匿名化の作業を外部委託することも可能なため、膨大で詳細な匿名加工前の個人情報が、本人同意なく委託先の外部法人にわたることになる。自治体の管理リスクが増して過重負担になるだけでなく、行政への住民の信頼も失いかねない。

さらに、多くの都道府県と市区町村が、個人情報のオンラインによる情報連携を制限しているが、この「オンライン結合制限」◆5を認めないこともデジタル関連法で規定された。データビジネスへの二次的な利用は本来の目的ではないが、自治体が特定の目的のために集めた個人情報を、企業の利益のために円滑に利活用できるようにする狙いである。

5　国と地方のシステム一元管理

デジタル戦略の第三の特徴は、情報システムを一元管理することである。国や自治体が事務処理に使う「情報システムの共同化・集約化」を行い、分散している各府省庁や自治体の情報システムを統一・標準化し、分野横断的なデータ基盤の構築へつなげるとしている。

国と自治体が持っている個人情報の公開を進め、企業等がデータ利用するためには情報システム連携が必要になる。デジタル庁が整備・監理する「ガバメントクラウド（Gov-Cloud）」（国の情報システムにおける共通基盤・機能を提供するクラウドサービスの利用）の仕組みが、政府の各府省庁だけでなく、全国の自治体や医療・介護・教育などの準公共部門の情報システムについても使用されることで、主要な業務内容の情報システムを原則、国の情報システムにあわせていく方針である。

総務省は、自治体独自の住民サービスを提供するには、情報システムの標準化に密接に関連し、互換性が確保されるごく限定されたものでなければ改変や追加ができないと説明している。情報システムは法律よりも厳しい規制が適用され、システムのカスタマイズ（仕様変更）も負担になるため、自治体独自の事業やサービスの抑制につながる懸念がある。国によるシステム標準化の押し付けは地方自治の本旨にも反することになる。

欧州連合（EU）は情報の漏洩《ろうえい》等を防ぐため、政府が収集した情報をできる限り一括で管理せず、分散管理を進めているが、わが国では情報システムの標準化・統一化によって、デジタル庁が一元管理する官民の分野横断的なデータ基盤が構築されることになる。デジタル化された大量の個人情報を効率的に収集・集積できるだけでなく、国民を監視するシステムの構築へつなげることも可能になる。

6　マイナンバー制度を最大限活用

デジタル戦略の第四の特徴は、デジタル化の基盤となるマイナンバー制度を最大限活用することである。国民の利便性を高めると称して、二〇二二年度中にほぼ全ての国民がマイナンバーカードを持つことを目指している。あわせて、個人情報・データの流通・集積を進めるため、マイナンバーカードの利活用を大幅に拡充するとしている。

すでに、マイナンバーカードの健康保険証利用は法定化（電子資格確認を健康保険法で定め、施行規則で健康保険証による資格確認が定められた）され、二〇二一年一〇月二〇日以降、本格運用が開始されている。生活保護医療扶助の医療券・調剤券も原則、廃止してマイナンバーカードに一体化する。

また、運転免許証は二〇二四年度末にマイナンバーカードとの一体化を開始。在留カードは二〇二五年度から一体化したカードを交付する。この他、自治体における子育てに関する手続きについてマイナンバーカードによるオンライン手続きを可能にすることや、旅券のオンライン申請にカードの電子証明書機能を活用することを二〇二二年度中に実施する。マイナンバーカード機能のスマートフォンへの搭載も進める計画である。健康保険証の資格情報や運転免許情報をカードICチップに登録した上で、カードに搭載された電子証明書機能をアプリ化して、スマートフォンに搭載することを二〇二二年度中に実施する。◆6

また、「国家資格等管理システム（仮称）◆7」を新設し、医師、看護師、介護福祉士など「税・社会保障・災害等に係る」三二職種の国家資格について、マイナポータルを活用して、免許登録や資格管理の事務等におけるマイナンバーの利用・情報連携を、二〇二四年度から運用開始する（図表4―1参照）。今後、約三〇〇程度の国家資格についても順次拡大するとしている。有事が起きた際にマイナンバーが活用され、これらの職種の人々を国が動員しようとする意図が透けて見える。

図表４―１　国家資格等管理システム（仮称）の対象職種

①	医師	⑫	言語聴覚士	㉓	介護福祉士
②	歯科医師	⑬	臨床検査技師	㉔	社会福祉士
③	薬剤師	⑭	臨床工学技士	㉕	精神保健福祉士
④	看護師	⑮	診療放射線技師	㉖	公認心理士
⑤	准看護師	⑯	歯科衛生士	㉗	管理栄養士
⑥	保健師	⑰	歯科技工士	㉘	栄養士
⑦	助産師	⑱	あん摩マッサージ指圧師	㉙	保育士
⑧	理学療法士	⑲	はり師	㉚	介護支援専門員
⑨	作業療法士	⑳	きゅう師	㉛	社会保険労務士
⑩	視能訓練士	㉑	柔道整復師	㉜	税理士
⑪	義肢装具士	㉒	救急救命士		

（出所）厚生労働省・社会保障審議会障害者部会（2021 年 2 月 26 日）

マイナンバーカードの取得は、法律上の義務ではなく、あくまで任意だが、健康保険証や運転免許証、在留カード等との一体化が実現し、マイナンバーカードがなければ健康保険で医療を受けられない、自動車運転ができない、国内に定住できないとなれば、公共サービスが利用できず生活に支障をきたすという形で事実上の強制取得につながる恐れがある。さらに、カードの携帯を常態化させる結果となり、紛失や破損、盗難のリスクを著しく増大させることになる。

マイナンバーは単なる番号のため実態はなく、マイナンバーを含む個人情報は「特定個人情報」に該当し、本人の同意があっても、第三者提供は禁止されている。一方、マイナンバーカードには「公的個人認証による電子証明書」という本人であることを電子的に証明する機能が備わっている。本人確認の要となる電子証明書の発行番号（シリアル番号）は、利活用範囲が制限されている特定個人情報には該当しないため、この電子証明書と民間ＩＤ（企業が発行する電子証明書）をひも付けして、個人情報を利活用することも検討が進められている。政府の経済財政諮問会議[8]では、民間議員が「民間ＩＤとのひも付けについても、早期の導入に道筋をつけるべき」と注文をつけている。

マイナンバー制度（▽マイナンバー▽マイナンバーカード▽公的個人認証）は、個人の情報管理と情報連携の仕組みを広げていくもので、情報漏洩と不正利用の危険性が繰り返し指摘されてきた。個人情報は極力分散管理することが鉄則だが、マイナンバー制度には桁違いの情報が集積されるため、リスクを集積するようなものであり、情報漏洩や不正利用が起きた場合には甚大な被害につながるリスクをはらんでいる。

7　マイナポータルに個人情報を集積

デジタル戦略の第五の特徴は、マイナンバーカードの利活用の拡充と合わせて、マイナポータル（行政機関が持つ個人情報を確認できるマイナンバーを利用した政府が運営・管理する個人専用サイト）を入口として、行政だけでなく民間サービスも含めた個人情報の連携を進めることである。

閣議決定された規制改革実施計画[9]では、「一人一人が自らの健康に関心・責任を持つことが必要である」と自己責任を強調し、「自身の医療情報や必要な医薬品」などへアクセスできるデジタル化を求めている。マイナポータルを利用したデータ提供は、予防接種歴、乳幼児健診・妊婦健診情報に加え、特定健診情報、薬剤情報は二〇二二年一〇月までに、学校健診・自治体検診情報、手術・医学管理情報、処方箋《しょほうせん》情報などは二〇二二年度を目途に、電子化・標準化された形での提供開始を目指すとしている。さらに、電子カルテ（検査結果情報・アレルギー情報・画像情報など）や介護情報についても、二〇二四年度からマイナポータルでの閲覧を可能とする計画である（図表4―2）。

このマイナポータルへのログインには、マイナンバーカードの本人確認機能（電子証明書）の利用が必須となる。マイナンバーカードを取得していない人には、健康・医療等のデータが利用できないということになる。

マイナンバー法において「利用制限」などは課されていないマイナポータルを通じて、個人の行動変容を図り、医療費の抑制を進める狙いである。具体的には、マイナンバーでひも付けられた個人情報をＡＩがプロファイリングし、健康リスクを細かく予測して、健康リスクの低減に向けた「お知らせ」をマイナポータルに表示し、行動変容を促すという仕組みが想定される。

マイナポータルに個人の医療データを集積し、自身の電子カルテにアクセスすることも可能となる。個人の医療データ等の履歴や保存期間を延長し、生まれてから学校や職場など、生涯にわたる健康・医療データが一覧性をもって提供できるようにする仕組みを整備する計画である。

図表4―2　マイナポータルで提供する機能

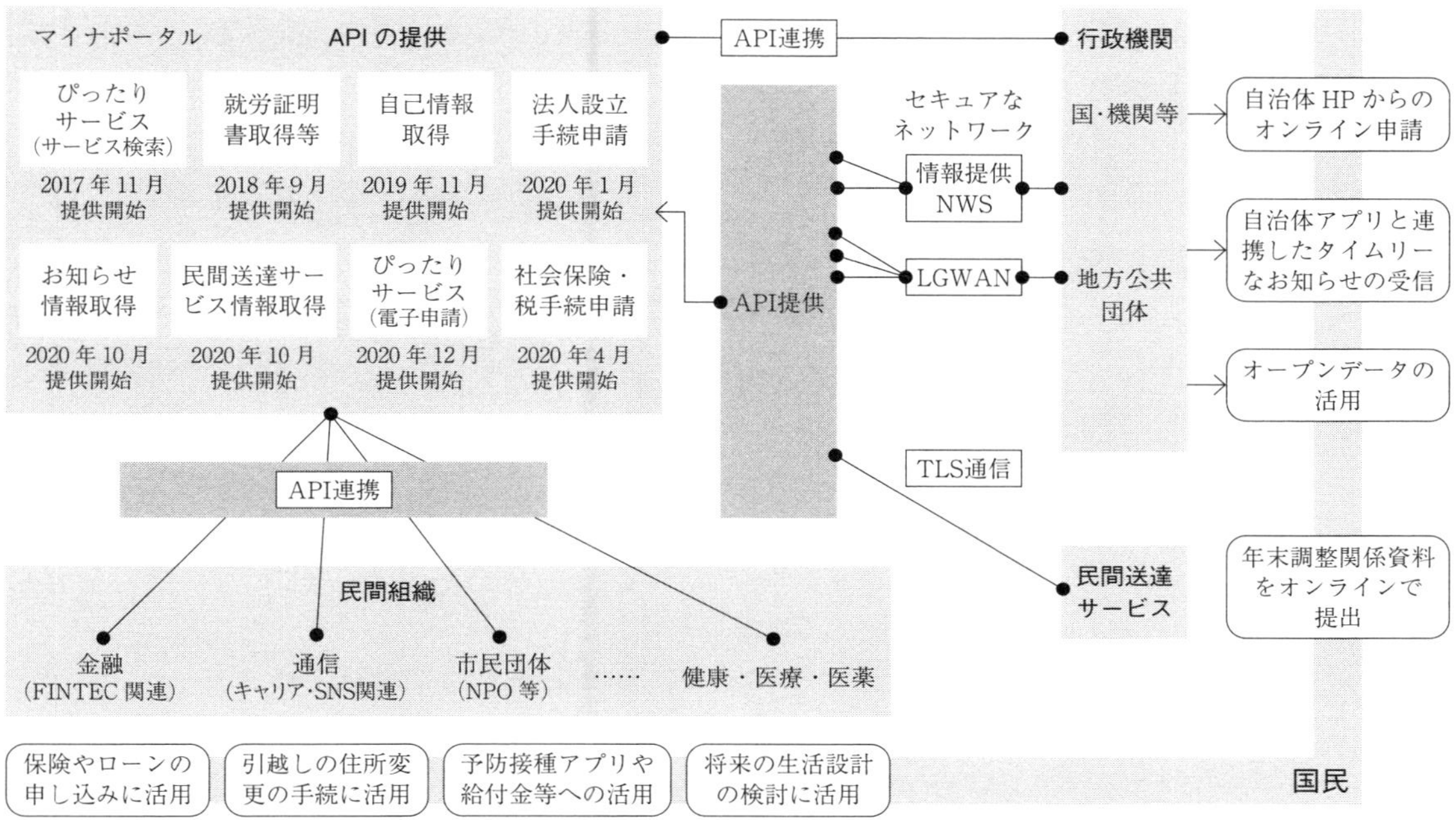

（出所）社会保障に係る資格におけるマイナンバー制度活用に関する報告書（2021年3月）の図を参考に著者作成

さらに、マイナポータルとの情報連携を通じて、集積された自身の個人情報を、本人が利用するだけでなく、本人の同意に基づいて、民間事業者のＰＨＲにつなげるシステムを構築し、二次利用することが可能となる。

マイナポータルや民間ＰＨＲに集積された膨大な個人情報（個人の健康状態に関するデータなど）は、ＡＩを使ってビッグデータ化して、企業が利活用できるようにすることで、健康・医療等のヘルスケアサービスを新たな成長産業にすることを狙っている。

同時に、マイナポータルは、個人が負担する税・社会保険料の範囲内に社会保障給付を抑える「社会保障個人会計」のシステム基盤にも変容することが可能である。閣議決定された「経済財政運営と改革の基本方針二〇二一」には、「リアルタイムで世帯や福祉サービスの利用状況、所得等の情報を把握する仕組を」具体化することが盛り込まれており、「社会保障個人会計」の導入に向けた地ならしとなる懸念がある。

８　民間部門のＤＸを加速

デジタル戦略の第六の特徴は、民間部門全体のＤＸ（デジタル変革）を推進し、生産性を引き上げ、「成長の原動力」にしていくことである。このため、デジタル・インフラである第五世代移動通信システム（５Ｇ：超高速・超低遅延・多数同時接続という大容量通信が可能）の整備計画を加速し、

「5G投資促進税制」による支援を通じて、「5G高度特定基地局」を二八万局以上設置し、二〇二三年度末に全国の地域カバー率を九八パーセントまで、人口カバー率を九〇パーセントに高めるとしている。[10]

5Gによる大容量通信の実現は、多数の通信機器と同時接続することで、離れた場所にある機器や工事車両などもほぼリアルタイムで遠隔操作できる。解像度が高いカメラを使った遠隔医療も期待されている。総務省の「ICTインフラ地域展開戦略検討会」は、5GなどのICTインフラ整備と利活用によって経済・社会的効果は、二〇三〇年時点で計約七三兆円に達するとの試算を示している。[11]

一方で、5Gの便利さばかり強調されているが、問題点についてはほとんど知られていないのが現状だ。今までよりもエネルギーの強い電磁波が使われ、人間や動植物などの生態系や地球環境への影響を懸念する声が世界中で広がっている。5G高度特定基地局が増やされて住宅との距離が縮まることで、私たちが日常的に浴びる電波は、4Gのときより増えることが予測される。[12] 5Gの安全性についての検証を十分に行い、健康被害を否定しきれないものに対しては、国際基準より厳しい基準値を設け、予防対策を講じることが求められる。

第二節　コロナ禍で進む健康・医療のデジタル化

1　オンライン資格確認システムの活用

コロナ禍のもとで、健康・医療関連情報の集約と利活用を進める必要があるとして、厚生労働省は、「新たな日常にも対応したデータヘルス集中改革プラン」の構築を図る方針である[13]。具体的には、①全国で医療情報を確認できる仕組みの拡大、②電子処方箋の仕組みの構築、③自身の保健医療情報を活用できる仕組み（ＰＨＲ）の拡大の三つのプランで、医療機関が患者の、各人が自身の健康・医療情報を確認できる仕組みを構築する。

三つのプランは、医療デジタル化の基盤とされている「オンライン資格確認システム」のネットワークを活用し、マイナンバーカードとひも付けることで運用が可能となる。政府は、オンライン資格確認システムを二〇二三年三月末までに、おおむね全ての医療機関・薬局で導入することを目指している。

2　全国の医療機関が患者の医療情報を確認できる仕組みの拡大

医療等分野におけるネットワーク活用の中心である地域医療情報連携ネットワーク（EHR：Electronic Health Record）は、全国ですでに約三四七が存在している。この仕組みを拡大して、全国の保健医療情報ネットワークの構築を目指している。

オンライン資格確認システムにより、支払基金や国保中央会に集積されているレセプト情報や特定健診情報を被保険者個人単位でひも付けて管理することで、「この患者Aさんは、××年に○○病院で△△の手術を行い、現在は脂質異常が見られ、◇◇の治療薬が投与されている」などの情報を確認することができる。医療機関がこれらの情報を閲覧するには、患者の同意が必要となる。患者もマイナポータルを通じて、自身の医療情報を閲覧できるようになる（図表4―3参照）。

二〇二一年一一月現在、閲覧が可能な項目は、▽氏名や生年月日、保険者番号などの患者情報、▽既往歴や血圧測定、血液検査といった特定健診の結果、▽服用薬や喫煙歴などで、特定健診情報・後期高齢者健診情報は、二〇二〇年度分から登録を開始し、五年間分の情報を閲覧可能とする。手術の情報などの閲覧は二〇二二年夏が目途とされている。薬剤情報は電子レセプトから抽出し、毎月データを蓄積し、最大三年間分の情報が閲覧できるようになる（リアルタイムではなく一か月程度の時差が生じる）[14]。

図表４－３　薬剤情報・特定検診情報等の閲覧の仕組み

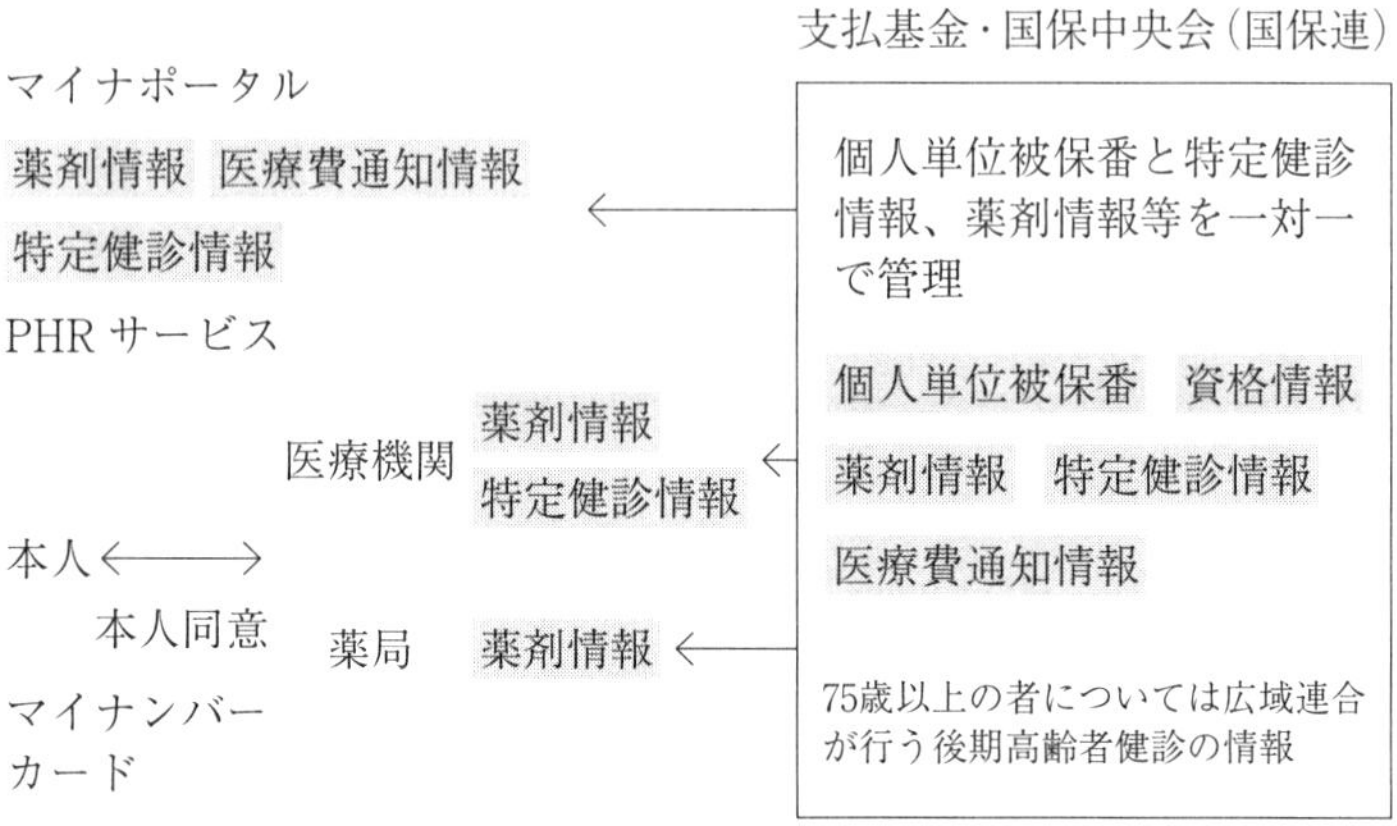

（出所）厚生労働省・健康・医療・介護情報利活用検討会、医療等情報利活用ワーキンググループ及び健診等情報利活用ワーキンググループ（2020年10月21日）の図を参考に著者作成

患者と医師、医師と医師が、病歴・手術歴、透析、投薬など個人の医療データを共有・確認できる医療情報連携ネットワークの構築は必要であり、本人の同意やプライバシーに十分に留意した運用が求められる。ところがオンライン資格確認システムを利用して、医療機関が患者の医療情報を閲覧・利活用できるのは、患者がマイナンバーカードを健康保険証代わり（カードの電子証明書と被保険者番号のひも付けを行う「初回登録」の手続きが必須）に受診する際、患者本人が同意した場合に限られている。健康保険証で受診する患者の医療情報は、患者自身も医療機関も閲覧することはできない。しかし、健康保険証であってもレセプト情報等を被保険者個人単位でひも付けて管理しており、医療情報の閲覧も可能である。被保険者個人番号を通じた閲覧の仕組みが設計されるべきである。

3　電子処方箋の仕組み

新たに構築する電子処方箋の仕組みは、①院外処方を行っている医療機関が、紙媒体の処方箋の発行に代えて、患者の電子カルテにより電子処方箋を発行する。②発行された電子処方箋は、オンライン資格確認システムを基盤とする「電子処方箋管理サービス」へ登録する。③電子処方箋管理サービスでは、被保険者番号にひも付けて電子処方箋を保管するとともに、電子処方箋の発行に併せて、全ての患者に「アクセスコード」を発行する。発行されたアクセスコードは患者が保持することになる――というものである◆15（図表4―4参照）。

一方、薬局では、登録された電子処方箋を取り込み、患者本人を確認の上、調剤をすることが可能になる。調剤した薬剤等の情報を処方箋の発行元である医療機関にフィードバックすることで、医療機関・薬局での電子処方箋発行時・取得時に、他の医療機関・薬局における処方・調剤情報を閲覧できるようになる。また重複投薬などを自動的に知らせるアラート機能を持たせるとしている。

医療機関と薬局の双方で、電子処方箋管理サービスの「リアルタイム・直近の処方・調剤情報」と「重複処方チェック」、オンライン資格確認システムによる「薬剤情報」の三つの医療情報を確認できるようになる。さらに、患者自身がマイナポータルを通じて処方されている薬を閲覧できるようにもなる。患者にとって共有しないでほしい処方・調剤情報への対応の問題や、薬剤の併用禁

図表4―4　電子処方箋の発行（イメージ）

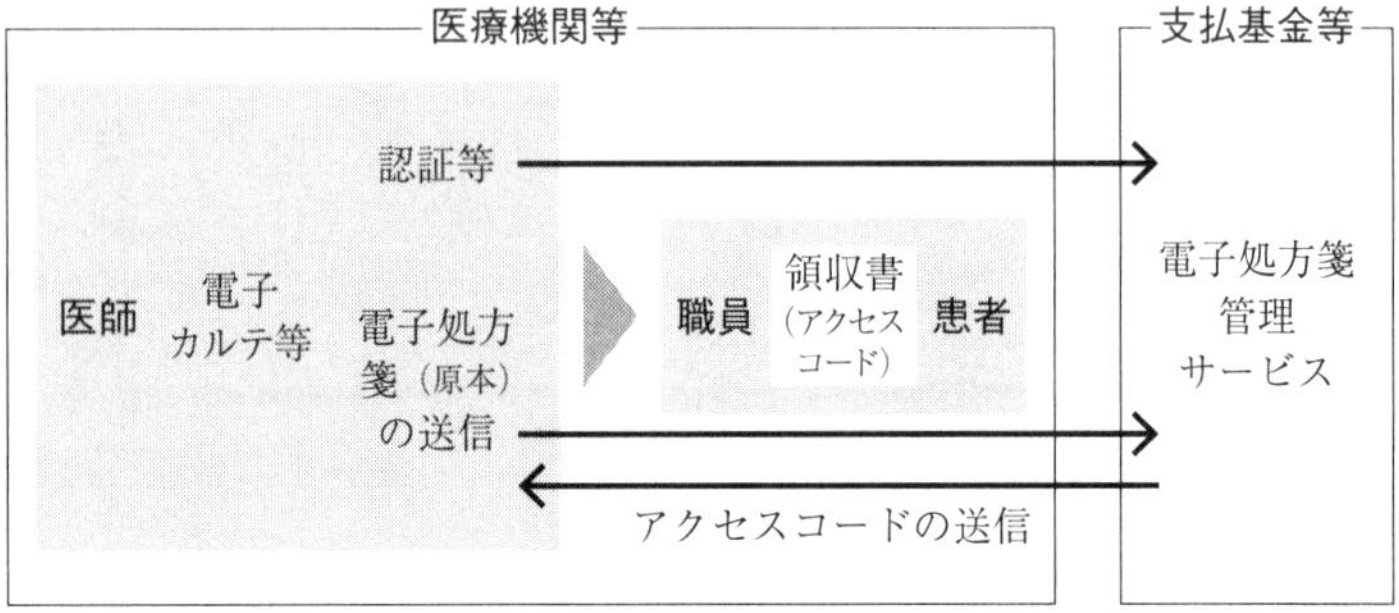

（出所）厚生労働省・健康・医療・介護情報利活用検討会及び医療情報統括用ワーキンググループ（2021年7月29日）の図を参考に著者作成

忌について十分に確認する必要がある。

なお、処方箋を電子化したことがそのまま重複投薬の防止になるわけではなく、突き合わせるシステムが別に必要になる。薬局では、電子処方箋の取得に併せて重複投薬等の確認を行う。医療機関から送信する処方情報において、医薬品コードが含まれることが必須となり、利用する医薬品コードは、電子処方箋管理サービスの運営主体である社会保険診療報酬支払基金と国民健康保険中央会で一元管理する。

処方・調剤情報を確認するだけならば、患者のレセプト情報を元にしたオンライン資格確認システムの薬剤情報でも確認することは可能である。二〇二二年度から本格運用を開始する見通しの電子処方箋システムは、「すべての機能が稼働する」二〇二三年度以降のランニングコストの費用負担を年間九億一〇〇〇万円と見込んでいる。◆16

厚生労働省はランニングコストの費用負担について、「すべての被保険者が公平に費用を負担する仕組み」にすることを求めており、加入者一人当たり負担額（月額）は約〇・六一円という試算を示している。電子処方箋システムの導入費用やランニングコストに見合うだけの利便性やメリットがあるのか十分な議論が求められる。

あわせて、医療機関等の電子カルテを含む医療情報システムが、外部のネットワークへ接続している場合、サイバー攻撃に遭うことや、情報が流出するリスクが高まることになる。個々の医療機関任せではないセキュリティ対策の強化を図る必要がある。

４　自身の保健医療情報を活用できる仕組み（ＰＨＲ）の拡大

ＰＨＲ（Personal Health Record）は、マイナポータルを通じて、自分自身の生涯にわたる健康診断や治療・投薬履歴などの健康・医療情報をＰＣやスマートフォンから閲覧やダウンロードし、健康・疾病管理に役立てる仕組みである。このためには、前述の「全国の医療情報を確認できる仕組みの拡大」や「電子処方箋の仕組みの構築」を実現することが前提となる。

医療機関・介護事業者、自治体、保険者等の組織がそれぞれ集積している自分自身の保健医療情報を、ＰＨＲとして電子的に共有し活用することができる。保健医療情報として、▽乳幼児健診、▽学校健診、▽職場健診、▽特定健診、▽薬剤、▽手術・移植、▽透析などのほか、健診・検診データの標準化を行った上で、対象をがん・肝炎ウイルス・歯周病などの検診にも拡充していく計画である◆[17]（図表4―5参照）。

また、マイナポータルと民間ＰＨＲ事業者とのＡＰＩ連携（ＡＰＩというデータを外部提供する窓口を作り、外部アプリと連携できる状態にする）を通じて、個人のニーズに応じて、民間ＰＨＲ事業者の健康医療支援サービスなどを受けることも可能となる。

民間ＰＨＲ事業者によるサービス提供については、国が中心となって情報の管理・利活用のルールを作成することが必要となる。とくに、個人情報・データは厳格な保存・管理と情報セキュリティ対策を講じるべきである。マイナポータルとのＡＰＩ連携では、利用するたびに利用者の本人確認や提供する情報の本人同意、提供した個人データの消去、情報セキュリティ対策を実施する必要がある。

マイナポータルには、マイナンバーカードの電子証明書によりログインするため、マイナンバーカードの取得が前提となる。マイナンバーカードを持っていなければ、自分自身の保健医療情報を閲覧することはできない。民間ＰＨＲ業者の健康医療支援サービスを受けることを希望しても利用することはできない。任意取得であるマイナンバーカードではなく、健康保険証の被保険者番号などを活用した仕組みを検討すべきである。

ＰＨＲの整備に伴い、自分自身が電子カルテを含む保健医療情報を閲覧・管理することになる。かかりつけ医など医療・介護の専門職と相談しながら、自身の予防・健康づくりに活用することが大切である。ＰＨＲを健康の自己責任論の立場から使うことや、企業が健康・医療データビジネスに利活用するならば、慢性疾患や障害がある人を中心に差別や排除を引き起こす恐れがある。

図表4―5　PHRの全体像

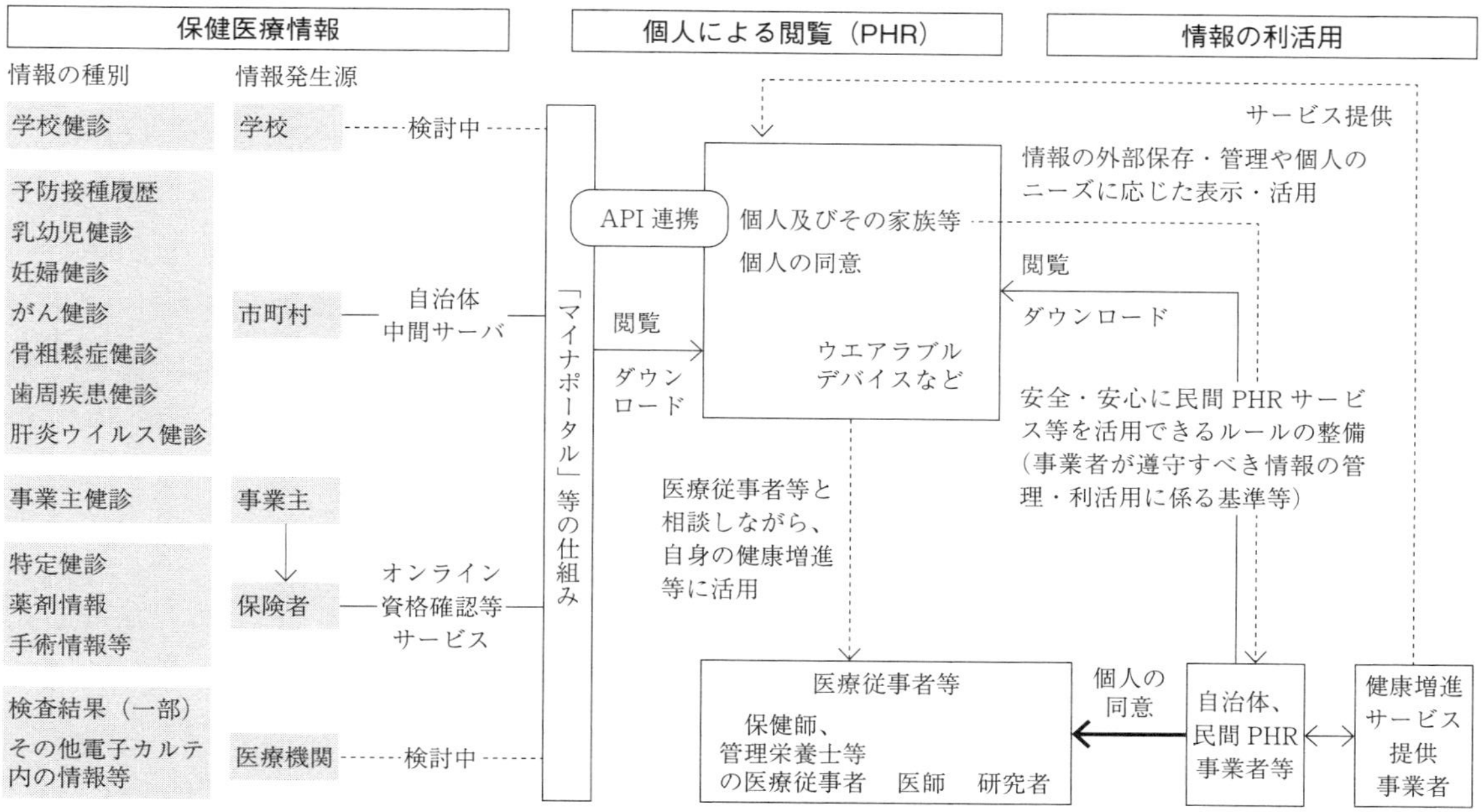

（出所）厚生労働省・健康・医療・介護情報利活用検討会、医療等情報利活用ワーキンググループ（2020年12月9日）の図を参考に著者作成

5　初診からのオンライン診療

政府は医療デジタル化の一環として、現在、新型コロナウイルス感染拡大に伴う特例措置として認められている初診からのオンライン診療を恒久化する方針である。日常診療での初診からのオンライン診療は、「日頃より直接の対面診療を重ねている等、患者と直接的な関係が既に存在する医師」――「かかりつけの医師」が行うことを原則とする。

ただし、「かかりつけの医師」以外の医師であっても、過去の診療録や診療情報提供書、健診結果、お薬手帳から「医学的情報が十分に把握でき、患者の症状と合わせて医師が可能と判断した場合」にも実施可能とする。

また、規制改革推進会議の要求に応じる形で、新たに「診療前相談」という枠組みが設けられた。「かかりつけの医師」以外の医師と患者の間で映像によるリアルタイムのやり取りを行い、医師が患者の症状や医学的情報を確認した上で、医師と患者の双方がオンラインでの診療が行えると判断し、「相互に合意」した場合にも、例外的に実施することができる。◆18

つまり、どの患者でもオンラインで「診断、処方その他の診療行為は含まない」という診療前相談を行い、そのまま途中からオンライン診療への切り替えが可能となる。初診からのオンライン診療をなし崩し的に拡大するものであり、患者にとって医療安全上のリスクも高まる。

初診からオンラインで医師と患者がやり取りする場合、問診と画面越しの映像と音声のみでの診断となり、直接の対面診療に比べて得られる診療情報が大幅に限定される。患者の急変に対応できないだけでなく、想定外の症状や重症化する兆候を見逃してしまうリスクが高くなる。日本医学会連合は「オンライン診療の初診に関する提言」を公表し、「問診と画面越しの動画のみで診断を確定することができる疾患はほとんどない」と指摘している。

初診からのオンライン診療は医療機関へのアクセス方法が変わるというだけではなく、診療技術が対面診療とは異なる。あくまで対面診療が主体であり、オンライン診療はその代替ではなく、補完するものである。利便性ばかりを優先せずに、エビデンスを積み上げていき、安全性と信頼性をベースにすることが求められる。

6 医療機関で顔認証チェックが稼働

医療デジタル化の基盤とされているオンライン資格確認システムは、二〇二一年一〇月二〇日以降、本格運用が開始されている。それに伴い、マイナンバーカードを健康保険証代わりに受診する際に、医療機関・薬局の窓口で顔認証機能付きのカードリーダーによって、顔認証チェックによる本人確認が行われる。医療機関の窓口のカードリーダーにマイナンバーカードを置かせて、カードのＩＣチップの電子証明書と顔画像データを読み取り、カードリーダー内蔵のカメラで捉えた患者の顔と、顔画像データから生成された顔認証データとの一致をチェックすることになる。

これまで医療機関に受診したとき、顔写真による本人確認すらしなくても大きな不都合はなかった。個人の特定を可能とする生体情報である顔認証データの利用・規制についてのルールを法律で作成しないまま顔認証チェックを行うことは、過剰なプライバシー侵害になるといえる◆[19]。

顔認証システムには、なりすまし防止など一定の利便性や有用性があるが、その反面、不適切な利用が行われた場合は、プライバシー権などへの弊害も著しい。アメリカの巨大IT企業メタ（旧フェイスブック）は、顔認証機能がプライバシーを侵害しているとの懸念が高まっていることに対応し、二〇二一年末からネット交流サービス（SNS）上で写真や動画に写っている個人を認識する顔認証機能の利用を取りやめている。

政府は、マイナンバーカードと健康保険証や運転免許証、在留カードなどにひも付けすることによる顔認証機能の利用拡大を進めようとしているが、プライバシー権が不当に侵害されないような法的規制を行うことが求められる。

第三節　デジタル戦略への対抗軸

1　健康・医療情報の利活用への社会的規制

医療情報の大部分は、個人情報保護法で「要配慮個人情報」と定められ、本人の同意を得ないで取得できず、利用目的の変更も認められず、オプトアウト方式（本人が反対をしない限り、個人情報の第三者提供に同意したものとみなす）による第三者提供も行うことはできない。

こうした医療情報の利活用については、二〇二〇年一〇月より医療・介護データ（レセプト、特定健診情報、要介護認定・介護レセプト）の連結・解析について、これまで対象外だった企業の利用が可能となった。さらに、二〇一八年五月に施行された次世代医療基盤法により、オプトアウトによる第三者提供が可能となり、電子カルテデータなどを集め、匿名加工の上、研究機関、企業に提供する事業も始まっている。

国のナショナルデータベース等に集まった健康・医療情報は、それを突合することで有益なデータを導き出すことが可能になる。幅広い治療結果のデータを分析して、効果的な治療に役立てることは、創薬、医学、医術、公衆衛生の進歩に貢献する側面があることは否定できない。こうした成果を迅速に医療保険制度に組み込むことにより、高度で良質な医療を国民に普遍的に提供することになり、結果的に医療費の節減に資することになる。

その一方で、医療は人命に関わる上に、高額な開発費用を伴うこともあり、高度な倫理基準と人権感覚が求められる。社会的規制の存在はきわめて重要である。国民参加のもとで、社会的規制が国の責任によって厳正に行われるための仕組みをつくらなければいけない。

個人の健康・医療情報の機微性に配慮し、①利活用する目的、②利活用する情報の内容、③利活用できる情報の範囲や対象者、などを明確に定めるべきである。その上で、個人情報やプライバシーの保護に関する課題や、情報セキュリティなどの技術的な問題点を明らかにし、企業の利活用に対する規制や、国や地方の利活用にも制限を加え、国民がコントロールできるシステムが必要である。

2　デジタル・デバイドへの対応

国民生活に役立つデジタル化の推進は必要だが、何よりも問題なのは、スマートフォンやパソコンなどのＩＣＴ（情報通信技術）を利用できる人と、利用できない人の情報格差であるデジタル・デバイド（digital divide）である。総務省の試算によると、情報利用にあたり支援を必要とする高齢者だけでも約一〇〇〇万人に上るという。行政のデジタル化が進むことによって、国や自治体の行政サービスを利用することができない人が出てくる懸念がある。

デジタル化で起こる変化に対応できない人は、「自己責任だから自助努力をしろ」ということになってしまっては人権問題につながる。経済的理由からデジタル化に取り残される人も出てくると思われる。情報格差の影響が医療データの利活用にも及べば、健康格差も広がっていくことになる。「デジタル格差」が、新たな経済格差や健康格差につながらないようにすべきである。

3　個人情報保護の信頼を高める

デジタル社会というのは、利便性と引き換えに個人情報が企業や国家に集積されるシステムの社会ということでもある。国民の膨大な個人情報を効率よく収集して、デジタルデータ化し、そのデータを集め、ＡＩで分析して、新たな産業やビジネスの発展につなげるということが含まれている。一方で、個人の生涯を丸ごとデータ化した膨大な情報を、マイナンバー制度に集約し、政府が一元的に管理することは、社会保障給付抑制への利活用、国民の行動を監視できる社会システムが構築されることを意味する。アメリカの巨大ＩＴ企業にみられるようなデータビジネスは、利用者に無料のサービスを提供する見返りに、収集した利用者の個人データを利活用して、収益を上げている。個人情報を受け取り、集積する側（企業や国など）が、何に利用しているのか、誰が監督するのか、透明性を確保することが不可欠である。

個人情報の利活用は、データ保護という信頼の上に成り立っているのである。デジタル化の進展に対応して、個人情報やプライバシーを保護するための基本的な制度の整備が同時に行われる必要がある。

総務省の『情報通信白書二〇二〇』[20]によると、企業などが提供するサービスやアプリを利用するときの個人データの提供に、「とても不安を感じる」「やや不安を感じる」という回答が七八パーセントに上っている。また、プライバシーやデータ保護に関する規制やルールについても、「便利・快適性」より「安心・安全性」を七九パーセントの人が求めているという結果が出た。背景には、日本の個人情報保護制度が脆弱《ぜいじゃく》だということがある。

欧州連合（ＥＵ）では「個人情報（データ）は人権」との原則のもと、二〇一六年に制定された一般データ保護規則（ＧＤＰＲ）など人権保障のための法整備を進め、個人情報保護を強めている。[21]「デジタル社会を形成するための基本原則」（二〇二〇年一二月二五日、閣議決定）の「公平・倫理」の項目には、「個人が自分の情報を主体的にコントロールできるようにする」ことが明記されたように、自分の意思に反する収集や利活用を拒否し、消去や修正もできる自己コントロール権等のプライバシー権を強化するなど、個人情報保護のチェック機能・体制を拡充することが必要である。

4　社会のデジタル化は誰のためなのか

いま問われているのは誰のためのデジタル化なのかということである。社会のデジタル化は、政府に対する国民の信頼があって初めて進むものである。国民の信頼を得るためには、あらゆる情報を公開して透明性と公正性を抜本的に強化することが求められる。国民のコンセンサス、合意形成に向けた議論を積み重ね、利便性を高めるためにデジタル技術を活用することと、個人情報保護の強化がセットになっていなければならない。民主主義の成熟度が問われているのである。

企業の利益ばかりを追求し格差が拡大することや、社会を委縮させるデジタル監視社会へ向かうのではなく、プライバシー権を強化することを前提に、国民生活の利便性も社会経済活動も発展させるというデジタル戦略が求められている。

注

◆1　日本経済団体連合会「。新成長戦略」二〇二〇年一一月一七日。

◆2　デジタル・ガバメント閣僚会議「デジタル社会の実現に向けた改革の基本方針」二〇二〇年一二月二五日。

◆3　内閣官房「デジタル社会形成基本法案」、「デジタル庁設置法案」、「デジタル社会の形成を図るための関係法律の整備に関する法律案」。

◆4　内閣官房情報通信技術（IT）総合戦略室、二〇一九年一〇月一六日。

◆5　地方公共団体が保有するパーソナルデータに関する検討会報告書、二〇一七年五月。

◆6　成長戦略会議「成長戦略実行計画」「成長戦略フォローアップ」二〇二一年六月一八日。

◆7　厚生労働省　社会保障審議会障害者部会提出資料、二〇二一年二月二六日。

◆8　経済財政諮問会議提出資料、二〇二一年四月一三日。

◆9　規制改革推進会議「規制改革実施計画」二〇二一年六月一八日。

◆10　総務省「ICTインフラ地域展開マスタープラン3・0」二〇二〇年一二月二五日。

◆11　総務省「ICTインフラ地域展開戦略検討会」二〇一八年八月。

◆12　総務省「第5世代通信システムの健康への影響について」二〇二〇年三月版。

◆13　厚生労働省データヘルス改革推進本部「データヘルスの集中改革プラン」二〇二〇年七月三〇日。

◆14　厚生労働省　健康・医療・介護情報利活用検討会、医療等情報利活用WG及び健診等情報利活用WG提出資料、二〇二〇年一〇月二一日。

◆15　厚生労働省　健康・医療・介護情報利活用検討会及び医療等情報利活用WG提出資料、二〇二一年七月二九日。

◆16　厚生労働省　社会保障審議会医療保険部会提出資料、二〇二二年一月二七日。

◆17　厚生労働省　健康・医療・介護情報利活用検討会、医療等情報利活用ＷＧ及び健診等情報利活用ＷＧ提出資料、二〇二〇年一二月九日。

◆18　厚生労働省　オンライン診療の適切な実施に関する指針の見直しに関する検討会提出資料、二〇二一年一月二九日。

◆19　日本弁護士連合会「行政及び民間等で利用される顔認証システムに対する法的規制に関する意見書」二〇二一年九月一六日。

◆20　総務省「二〇二〇年版　情報通信白書・第３章第３節パーソナルデータ活用の今後」。

◆21　ＥＵ一般データ保護規則（ＧＤＰＲ）二〇一八年五月二五日適用開始。

第5章　介護保険・地域包括ケアの制度的破綻とケア保障の再構築

――市場化・営利化から公共性・公益性へ

曽我千春

二〇〇〇年四月から実施された介護保険制度は、二〇年を経過した現在、新型コロナウイルス感染拡大の流れのなかで、制度事態の脆弱《ぜいじやく》さを露呈させている。医療から切り離された介護の現場では、感染防止対策が脆弱であり、その経験やノウハウも得ていなかった。

そして検査体制やワクチン接種の遅れは、利用者や介護労働者、そして介護事業所に大きな打撃を与えた。高齢者ケア現場でのクラスターの発生や利用者の利用控えが相次ぎ、それまで利用していたサービスが利用できなくなった利用者の症状は悪化し、他方、事業所は収入減が続き閉鎖を余儀なくされる事態に至っている。国の補償が滞るなか、介護事業所・介護労働者の感染に対する不安や慣れない感染予防対策の重圧は、緊張状態がつづくなかで精神的・肉体的に限界に近づいている。◆1

本章では、新型コロナウイルス感染拡大による日本の介護保障、特に介護保険制度と介護現場の脆弱性を明らかにし、介護保障からケア保障への再構築の途《みち》を見いだす。

第一節　新型コロナウイルス感染拡大で露呈した介護保険制度の脆弱性

1　施設・事業所内で感染が蔓延・クラスターの発生――脆弱な医療・感染防止対策

高齢期で基礎疾患を持った利用者の多い介護施設・事業者ではクラスターが発生する危険性の高い環境にある。そもそも介護施設・事業所は「生活の場」「通いの場」である。したがって、感染防止対策が脆弱であったところに大きな災害が発生したといえる。

特に在宅介護を担う訪問介護は、利用者の自宅等であること、密接なケアが避けられないこと等、介護労働者への身体的・精神的負荷は大きい。

介護事業所の中でも、増加し続けてきた通所介護系の事業所については、利用控えが相次ぎ経営を維持することができず閉鎖に追い込まれる事業所が多発している。[◆2] 何よりも、利用者がそれまで利用することで身体・精神面の健康を継続していたわけだが、休止や閉鎖によって利用することが不可能となり、身体・精神面での後退が生じている。加えて家族にも介護の負担が重くのしかかるような事態を招いてしまった。

2　事業所の倒産・廃業・減収——利用者への影響

新型コロナウイルス感染拡大は、事業所の経営にも大きな影響を与えている。介護事業所の場合、小規模事業所が多く、新型コロナウイルス感染拡大は、事業所経営に大きな影響を与える。事業所の減収が介護労働者の賃金にも影響を与えており、介護労働者の不安はさらに増している。国は「かかりまし経費」との助成を行ったが、この「かかりまし経費」については感染対策・感染防止にかかる経費のみを対象にしており、減収に対しての補償はない。

加えて、事業所経営を不安定にさせているのが介護報酬のマイナス改定である。後でも述べるが、事業所経営を左右するのが介護報酬である。その介護報酬は、二〇〇〇年の介護保険制度導入以降、マイナス改定が続いており、事業所経営を困難にしている。

二〇二〇年の「老人福祉・介護事業」の休廃業・解散は、四五五件で前年比一五・一パーセント増と過去最多となっている（図表5—1）。調査を実施した東京商工リサーチは「新型コロナ感染拡大の収束が見えず、経営者の事業継続意欲の低下や高齢化なども影響したとみられる」との見解を示している。[3] また、二〇二〇年の「老人福祉・介護事業」の倒産（負債一〇〇〇万円以上）は一一八件と、前年比六・三パーセント増で過去最多となっている。倒産と休廃業・解散で五七三事業者が介護事業から撤退している。[4] 多様な事業者の参入を認めたものの、公定価格である介護報酬に左

図表5―1 「老人福祉・介護事業」の倒産、休廃業・解散件数年次推移

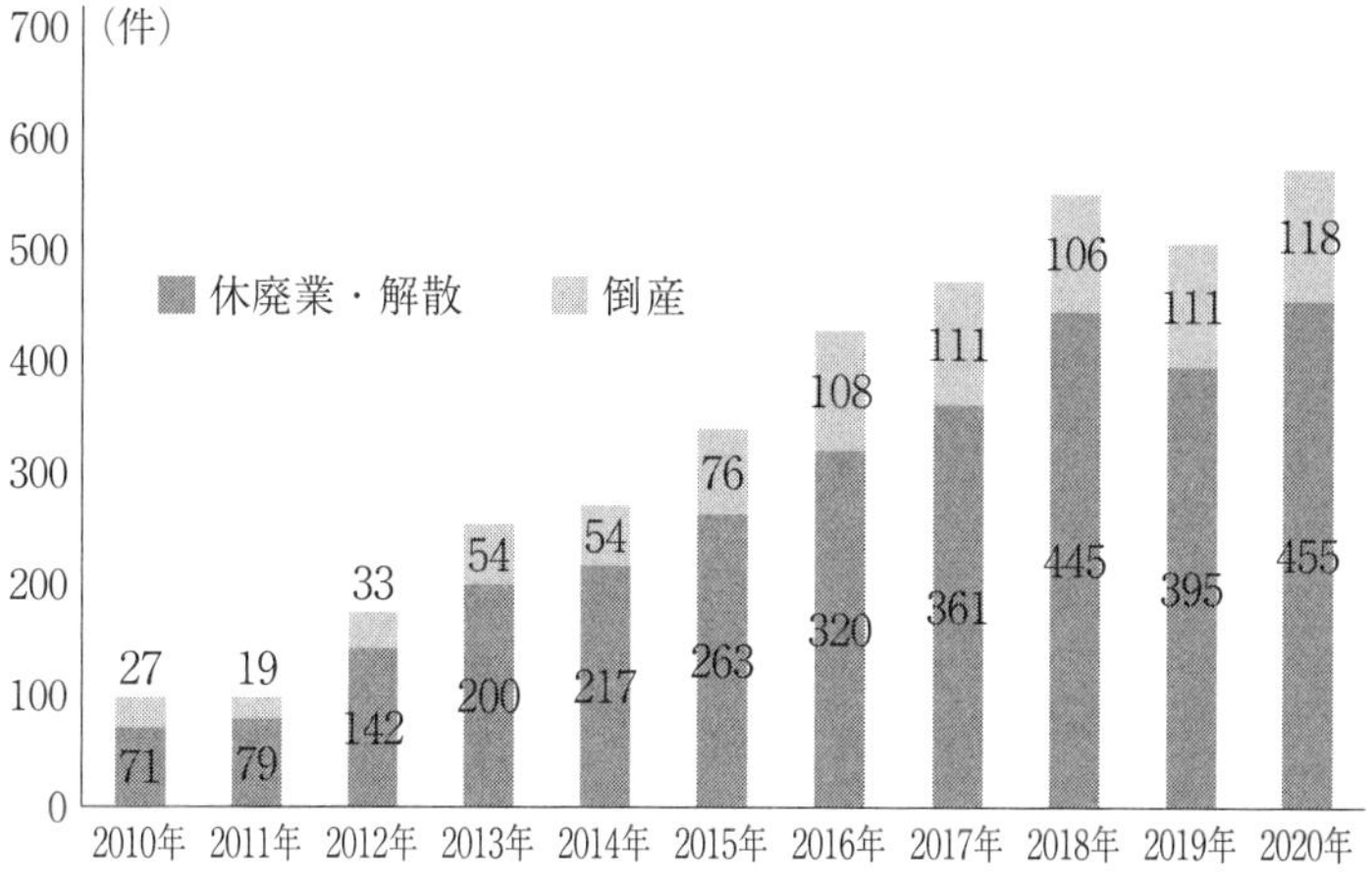

(出所) 東京商工リサーチ「2020年『老人福祉・介護事業』の休廃業・解散調査」1ページから著者作成

右され、今回の新型コロナ対策への経費増、利用者の利用控え、そして介護労働者不足といった問題が山積しており、撤退する事業者が増加していると考えられる。

介護保険制度の下で介護サービス提供事業者となるには、都道府県・市町村長の「指定」を受けなければならない。詳しくは後述するが、基準が低く設定されており、多くの事業者は「指定」を受け、介護業界に参入することとなる。しかし、他業種からの参入が多く、技術的・経営基盤が脆弱な事業者が少なくなく、新型コロナウイルス感染拡大という災害には耐えられない状況にある。

石川県内にある認知症対応型共同生活介護事業所では、クラスターが発生し、その後おさまりはしたが風評被害から、事業所さらに法人の名称の変更を余儀なくされている。

東京商工リサーチは「介護事業者は経営強化や

人材定着などの課題が山積し、二〇二一年も倒産や休廃業・解散は増勢をたどる可能性が高い」との見解を示している。[5]

3　介護労働者不足

厚生労働省は、二〇二一年七月九日に、第八期介護保険事業計画に基づく「介護職員」の必要数を公表し、二〇四〇年度には二〇一九年度と比べ約六九万人増の約二八〇万人が必要としている。[6]介護労働者不足の問題は、介護保険制度導入前から指摘されてきたことではあるが、近年は高齢化の進行に伴い、また改善されない賃金を含めた労働環境により、さらに深刻化している。介護労働者不足は上記の「老人福祉・介護事業」の休廃業や倒産の要因としてもあげられている。

介護労働安定センターの事業所調査では、「介護サービスに従事する従業員の過不足状況」は「不足感」をもつ事業所は全体の六〇・八パーセントに上る。不足している理由としては「採用が困難である」八六・六パーセント、次いで「離職率が高い」が一八・二パーセントとなっている。[7]

介護労働力不足について国も危機感を持ち始めているが、その対応は対症療法にすぎず、実効性のある解決策を示すことができていない。賃金については、これまで「介護職員処遇改善加算」で対応しているが、一時的・わずかな賃金の増加にとどまり根本的な解決には至っておらず、「賃金の低さ」が離職の理由にもつながっている。

二〇一九年一二月には「介護現場革新会議」（以下、革新会議）が関係団体と厚生労働省の間で立ち上げられた。革新会議では、「介護職員の負担を軽減し、業務を効率化することで、介護の質を高めつつ、介護職員の離職防止や定着促進を一層進める必要があるという問題意識」から、基本方針として、「以下の課題に介護業界を挙げて取り組む必要性が共有された」と、三点を挙げている。

① 人材不足の中でも介護サービスの質の維持・向上を実現するマネジメントモデルの構築。

② ロボット・センサー・ＩＣＴの活用。

③ 介護業界のイメージ改善と人材の確保。

そして、「当面、優先して取り組むこと」として、「業務の洗い出し・切り分けを行った上で、ロボット・センサー・ＩＣＴの活用と元気高齢者などの活躍を促進し、介護施設をはじめとする介護現場における業務の効率化モデルを普及させること」、「中学生、高校生等が進路を考えるにあたって、介護職の魅力を認識し、仕事として選択してもらえるよう、学校や進路指導の教員などへの働きかけを行うこと」が示されている。[8] これらの基本指針を受け、二〇一九年度は七自治体がパイロット事業を行い、二〇二〇年度は全国展開に至っている。[9] しかしながら、この「革新会議」の基本指針の最後には「今回の基本指針を共通認識とした上で、来年度の全国数カ所の地域でパイロット事業を実施する中などで拾い集め、こうしたノウハウを『生産性向上に資するガイドライン』に反映させることとする」[10] としている。

加えて、政府は「新しい資本主義」政策の一環として「看護、介護、保育、幼児教育など新型コロナウイルス感染症への対応と少子高齢化への対応が重なる最前線において働く方々の収入の引き上げを含め、全ての職員を対象に公的価格の在り方を抜本的に見直す」として、保育士・幼稚園教諭、介護・障害福祉職員を対象に収入を三パーセント（月額九〇〇〇円）引き上げる措置を二〇二二年二月から実施するとしている。[11] しかしながら、この措置の対象は限定的でかつ制限的であること、そして何よりも経済の「成長」があってこその「分配」となることから、一時的な賃上げとなる可能性は高く、かつ、他業種と比較しても低く固定されることとなる。

このように「人材不足」の解消は、介護労働者の労働権の保障や利用者の介護保障につながるといった人権保障の視点が欠落していることは明らかである。「介護職員が不足し、介護サービスの提供が滞るということは、介護保険制度が崩壊し始めたということにほかなりません[12]」との発言に示されているように、介護労働者の低賃金化は介護労働者不足を招き、介護保険制度の崩壊につながっている。

介護労働者の低い賃金設定は、ジェンダーの視点からとらえる研究も出ている。[13] 従来、子どもや高齢者のケアは家族による福祉の含み資産を利用して家事労働・無償労働・女性の担い手を中心に行われてきた。このことをベースとして介護労働が存在していることから、時給設定による低い介護報酬が広がった。これは介護労働者の低賃金を克服できない一要因でもある。

4 ヤングケアラー問題

近年、「ヤングケアラー」の問題が取りざたされるようになっている。「ヤングケアラー」とは法令上の定義はないが、「家族にケアを必要としている場合に、大人が担うようなケアを引き受け、家事や家族の世話、介護、感情面のサポートなどを行っている一八歳未満の子ども」とされている。[14]中学生のおよそ一七人に一人が何らかのケアを担っている。[15]

「ヤングケアラー」の問題については「自助・自立」、「自己責任」を強要する新自由主義政策の下で拡大した問題である。後述するが、介護を社会化する目的で導入された介護保険制度は、家族介護を前提としたケアプランや、「適正化・重点化」と称したきわめて狭い介護保険給付、応益負担である利用者負担など、介護を受ける当事者自身とその家族で解決しなければならない状況に追い込まれている。澁谷智子は「膨らむ社会保障費を抑制するために打ち出されているのは、在宅介護の推進である。二〇一四年の介護保険法改正では、特別養護老人ホームの入所要件は、それまでの『要介護一以上』から『原則として要介護三以上』に重点化された。『要介護二』は、立ち上がりや歩行に何らかの支えを必要とし、トイレや入浴にも部分的な介護を必要とする状態である。移動や排泄や入浴に困難を抱える人であっても、家で暮らすことが基本になったのである」とし、「人員的にも時間的にも余裕がなくなっている家族がケアを引き受けざるを得ないのであれば、当然起こるのは、家庭内のケアの分担である。これまで日本では、介護者のことが論じられるときに『介護者』として注目されるのは、家族の中で一番中心的に介護を担う『主介護者』であった。しかし、在宅介護が推奨され、介護離職を防ごうとする動きも進められていくなかでは、介護やケアを可能な限り家族メンバーで分担することも進んでいく」と、介護保険制度の改正による重点化や在宅介護推奨が、家族介護を強要、ヤングケアラー問題の温床となっていることを指摘している。[16]

ヤングケアラーの問題が取り上げられ始めていた二〇一九年一〇月、二一歳の女性が祖母を殺害するという「介護殺人」が発生している。女性は短大を卒業し幼稚園教諭としてスタートしたばかりであったが、祖母の容態が悪化する中で「家族だから」「面倒見てもらったから」等と、介護をすることを家族から強要されていた。二〇二〇年九月の裁判員裁判での判決で裁判長は、「介護による睡眠不足や仕事のストレスで心身ともに疲弊し、強く非難できない」とし、懲役三年、執行猶予五年の判決を下した。[17] この事件は日本の家族介護前提の介護保険制度、介護保険制度を含む社会保障制度の機能不全がもたらしたものである。

ヤングケアラーの問題[18]は、子どもの発達・教育権の侵害である。

第二節　新自由主義政策下での介護保険制度の導入

一九九七年法成立、二〇〇〇年四月から実施された介護保険制度は、新自由主義政策の下での社会保障構造改革の第一歩であった。[◆19] 介護の社会化を目的とした介護保険制度ではあったが、実際は公的責任の排除と自己責任の強要、そして介護ビジネスの構築と拡大であった。そのために、措置制度を解体し、契約制度へ、そして利用者は消費者となって市場に登場することが望まれた。

1　社会保険方式、措置から契約へ、行政責任から利用者・事業者責任

(1)　社会保険方式

介護保険制度は保険制度であることから保険料拠出が給付の要件となる。介護保険制度は六五歳以上の第一号被保険者と四〇歳以上六五歳未満の第二号被保険者とに分かれる。ここでは第一号被保険者の保険料について述べておく。第一号被保険者の介護保険料は、二〇〇〇年度（第一期）の開始時点で基準額平均は二九一一円であったものが二〇二一年度（第八期）では全国基準額平均は

図表5—2　滞納処分および滞納者に対する保険給付の制限

	2019年度	2020年度
実施保険者	643（40.9%）	661（42.1%）
差押え決定人数	18,969※1	21,578※1・2
うち、滞納保険料充当人数	13,491	16,072
滞納者に対する保険給付の制限※3		
保険給付の償還払い化人数	2,714	2,591
保険給付の支払いの一時差止人数	55	56
保険給付の減額等の人数	11,552	11,236

※1　実人数が把握できない保険者においては、件数で報告しているケースもある。
※2　年金・給与を差し押さえる場合には、本人につき1月10万円、生計を一にする配偶者等1人につき1月4.5万円分については差押禁止財産となっている（国税徴収法第76条）。
※3　災害により著しい損害を受けた場合や主たる生計維持者の死亡により収入が著しく減少した場合には、保険給付の償還払い化等は行われない（介護保険法第66条等）（2020年度につき記載あり）。
（出所）厚生労働省老健局「介護保険事務調査の集計結果について」（2019・20年度）から著者作成

六〇一四円と二倍となっている。介護保険の保険料は保険者ごと、つまり市町村ごとに異なっている。保険料と給付が連動していることから、各市町村の要介護者数、介護給付費用などによって異なる。つまり、要介護者が多く、介護サービスが充実していれば保険料は高くなる仕組みとなっている。高齢化の進行とそれに伴う要介護者の増加、サービス需要の増加は介護保険料の高騰を招いてしまう。

介護保険法には介護保険料の減免について記されておらず、国が基準を定める低所得者の負担軽減もきわめて不十分で、各自治体の裁量による軽減措置はあるものの、保険料負担の重さが、制度発足以来、問題になってきた。また、滞納者には厳しい制裁措置が用意されている（図表5—2）。

（2）措置制度から契約制度へ

従来、措置制度で行われていた高齢者福祉サービスは介護保険制度の下で私人間の契約制度に転換された。措置制度は行政処分とされるが、そこには行政責任が伴っていた。しかし、契約制度に転換された介護保険制度の下では「市町村は、要介護認定の申請を受け、もっぱら、これらに対する判断（＝行政処分としての要介護認定）を行う役割のみを担う」[20]こととなり、介護サービスの提供に行政は責任をもたないこととなってしまった。

措置制度については多くの否定的な説[21]があるが、何よりも行政に責任があったということは明白であり、高齢者の福祉の権利保障として不十分ながらも機能していた。ただし、その具体的な運用については批判すべきこともあったが、運用方法を自己選択・自己決定に基づくサービス提供[22]とすることで、措置制度でも十分機能し、介護保障に近づくことが可能となると考えられる。それはそこに公的責任があり国・地方自治体が義務として介護サービス提供を実施していくことに繋がるからである。

2　サービス提供主体の多様化――市場化・営利化、指定制度への批判

二〇〇〇年の導入時に「保険あってサービスなし」を避けるために、そして「質のよい事業所のみが残る」等の期待から「多様な事業所」の推奨がされ実際に進められてきた。二〇一九年の六月四日号の週刊『エコノミスト』は、「一一兆円介護の勝者」というテーマを設けている。医薬品やコンビニに匹敵する基幹産業と指摘している。[23]介護サービスは政策の後押しもあり大きな市場とな

り続けている。

介護保険サービスのうち、介護保険施設（介護老人福祉施設、介護老人保健施設、介護医療院、介護療養型医療施設）は現在のところ「非営利」の事業所のみ参入可能となっているが、居宅介護サービス、地域密着サービス、居宅介護支援、各種予防サービスには多くの営利法人が参入してきている（図表5―3～5―8）。居宅介護事業所、訪問介護、通所介護、認知症対応型共同生活介護は特に営利法人の参入がさかんな事業となっている。居宅介護支援事業所の営利法人の割合が高いことについて、豊島明子は「契約化にともない相談援助業務の民間化が進む傾向があるなかで、相談援助業務の担い手として営利法人の比重が高まってきている点は注目すべき傾向である」とし、「このような傾向が進むなか、地方自治体が相談援助業務に携わる比重は、次第に低下しており、相談援助業務の民間化傾向は数字の上でも際立って明らかとなっている」と本来であれば地方自治体が行うべき業務が民営化、そして営利化に移行していることを指摘している。[24]

このように多くの営利法人が参入できる背景には、国の定めた基準が低すぎることも影響している。介護保険制度の下でサービス提供を行う場合は事業所ごとに、都道府県または市町村の指定を受けなければならない。介護保険法上の「指定」は、「被保険者に対して法的に介護サービス提供の義務は負っていない。事業者あるいは施設が法で定める設備及び人員基準を満たしているか否か、これらの事業者あるいは施設が提供する介護サービスが介護保険給付の対象にふさわしいか、チェックする確認行為にすぎない」とされる。[25] 指定基準さえ満たしていれば、申請者のほとんどが指定

図表5―3　居宅介護事業所の開設者別事業所数の構成割合（単位％、各年10月）

	地方公共団体	日本赤十字社・社会保険関係団体・独立行政法人	社会福祉法人※	医療法人	社団・財団法人	協同組合	営利法人（会社）	特定非営利活動法人（NPO）	その他
2000年10月	11.9	0.3	35.0	25.1	…	3.3	18.1	0.9	5.5
2005年10月	2.9	…	30.7	21.7	4.1	3.5	33.5	2.7	1.0
2010年10月	1.4	…	29.8	19.0	3.1	3.0	39.4	3.5	0.8
2015年10月	0.9	…	25.7	16.1	2.4	2.3	48.7	3.3	0.6
2019年10月	0.9	…	23.3	15.5	2.6	2.0	51.8	3.4	0.4

※「社会福祉法人」には社会福祉協議会を含む。以下、図表5―4～5―8も同様

（出所）厚生労働省「介護サービス施設・事業所調査結果の概況」（各年）から著者作成。以下、図表5―4～5―8も同様

図表5―4　訪問介護の開設者別事業所数の構成割合（単位％、各年10月）

	地方公共団体	日本赤十字社・社会保険関係団体・独立行政法人	社会福祉法人	医療法人	社団・財団法人	協同組合	営利法人（会社）	特定非営利活動法人（NPO）	その他
2000年10月	6.6	0.0	43.2	10.4	…	4.6	30.3	2.1	2.7
2005年10月	0.7	…	26.5	7.7	1.5	3.6	53.9	5.4	0.8
2010年10月	0.5	…	24.9	6.6	1.2	3.3	57.3	5.7	0.6
2015年10月	0.3	…	19.4	6.2	1.3	2.4	64.8	5.1	0.4
2019年10月	0.2	…	16.8	5.7	1.6	2.1	67.9	5.3	0.3

図表5―5　通所介護の開設者別事業所数の構成割合（単位％、各年10月）

	地方公共団体	日本赤十字社・社会保険関係団体・独立行政法人	社会福祉法人	医療法人	社団・財団法人	協同組合	営利法人（会社）	特定非営利活動法人（NPO）	その他
2000年10月	22.2	0.0	66.0	4.2		1.1	4.5	1.3	0.7
2005年10月	1.8	…	49.3	8.6	0.9	1.9	31.4	5.5	0.6
2010年10月	1.1	…	39.1	7.8	0.5	1.9	43.7	5.4	0.5
2015年10月	0.6	…	27.3	6.4	0.7	1.4	59.3	4.0	0.3
2019年10月	0.4	…	37.0	7.6	0.6	1.5	50.9	1.7	0.1

図表5―6　認知症対応型共同生活介護の開設者別事業所数の構成割合

（単位％、各年10月）

	地方公共団体	日本赤十字社・社会保険関係団体・独立行政法人	社会福祉法人	医療法人	社団・財団法人	協同組合	営利法人（会社）	特定非営利活動法人（NPO）	その他
2000年10月	3.6	―	37.5	31.1		0.3	21.2	5.5	0.9
2005年10月	0.3	…	23.2	19.4	0.4	0.3	50.5	5.8	0.3
2010年10月	0.1	…	23.5	18.2	0.4	0.4	52.3	4.9	0.2
2015年10月	0.1	…	24.1	16.7	0.4	0.5	53.6	4.5	0.2
2019年10月	0.1	…	24.4	16.0	0.4	0.6	54.3	4.1	0.2

図表5―7　地域包括支援センターの開設者別事業所数の構成割合

（単位％、各年10月）

	地方公共団体	日本赤十字社・社会保険関係団体・独立行政法人	社会福祉法人	医療法人	社団・財団法人	協同組合	営利法人（会社）	特定非営利活動法人（NPO）	その他
2006年10月	34.6	…	45.3	12.2	4.3	1.1	1.9	0.5	0.2
2010年10月	30.4	…	48.6	11.5	4.0	1.1	3.7	0.6	0.2
2015年10月	26.8	…	53.6	12.9	3.3	1.1	1.4	0.6	0.3
2019年10月	23.2	…	56.3	13.5	3.4	1.1	1.6	0.6	0.3

図表5―8　地域密着型通所介護の開設者別事業所数の構成割合

（単位％、各年10月）

	地方公共団体	日本赤十字社・社会保険関係団体・独立行政法人	社会福祉法人	医療法人	社団・財団法人	協同組合	営利法人（会社）	特定非営利活動法人（NPO）	その他
2016年10月	0.3	…	11.5	3.8	0.9	1.1	75.6	6.3	0.5
2017年10月	0.3	…	11.7	3.9	0.9	1.1	75.3	6.3	0.5
2018年10月	0.3	…	12.2	3.8	0.9	1.1	74.9	6.3	0.5
2019年10月	0.3	…	12.1	3.8	1.0	1.0	75.4	6.0	0.4

を受けることとなる。[26]

基準については、例えば認知症対応型共同生活介護の人員基準は、「介護従業者の員数は、当該事業所を構成する共同生活住居ごとに、夜間及び深夜の時間帯以外の時間帯に指定認知症対応型共同生活介護の提供にあたる介護従業者を、常勤換算方法で、当該共同生活住居の利用者の数が三又はその端数を増すごとに一以上とするほか、夜間及び深夜の時間帯を通じて一以上の介護従業者に夜間及び深夜の勤務（宿直を除く）を行わせるために必要な数以上とする」（「指定地域密着型サービスの事業の人員、設備及び運営に関する基準」〔厚生労働省令第三四号〕九〇条一項）と、常勤換算方法で利用者三人につき介護労働者一人の配置、夜間及び深夜の時間帯については、共同生活住居に一人の介護労働者でよいことになっている。また、常勤か非常勤かについても「第一項の介護従業者のうち一以上の者は、常勤でなければならない」（同第九〇条三項）と規定されており、常勤を一名のみ配置すれば、他は非常勤でかまわないという規定となっている。[27]

このような低い基準も後押しし、多くは他業種から介護サービス業界に参入してきている。しかし、参入ハードルが低く簡単に介護サービス業界に参入したとしても、低い介護報酬や人員不足、そして今回の新型コロナウイルス感染拡大という災害で小・零細事業所を中心に倒産・休廃業・解散が相次いでいる。

東京商工リサーチの「『老人福祉・介護事業』の倒産状況」では、二〇二〇年（一月～一二月）の倒産件数は一一八件と過去最高になっており、その内訳は負債一億円未満が九四件、従業員五人未満が七九件、設立一〇年未満が六五件と、「設立からの日が浅く、資金力の脆《もろ》い小・零細事業者の倒産が大半を占め、息切れ倒産が目立った」との見解が示されている。◆28

3　加速する事業所のM&A――実態と問題点

新型コロナウイルス感染拡大の影響等を含め、介護事業の継続が困難な事業所のM&Aが加速している。インターネットの検索サイトで「介護　M&A」で検索をすると、M&Aを支援するサイトが数多く見受けられる。また、外資系買収ファンドによる介護事業所の買収が加速している。◆29

M&Aは企業買収・企業合併のことであるが、これらは自由な市場の下で行われる経営戦略の一つである。介護保険制度導入前から介護の市場規模が拡大していくことに期待が寄せられていた。「大手企業による新規事業化」「資金力のある企業と先行業者の資本提携」「先行業者の株式公開」の動きが目立っていたとされている。◆30　資本提携については、「コムスン問題」◆31で行政処分を受けたグッドウイル・グループが在宅介護事業者のコムスンおよび日本介護サービスを子会社化しており、松下電工も在宅介護事業者アサヒサンクリーンと合併で子会社を設立している。◆32

二〇一二年には株式会社メッセンジャーが、二〇〇五年に行政処分を受け、その後、コムスンの在宅系事業を承継した株式会社ジャパンケアサービスを買収している。◆33　近年では、SOMPOホールディングスグループが二〇一五年にワタミグループから介護事業を買収し「SOMPOケアネクスト」、二〇一六年にはメッセージを買収し「SOMPOケアメッセージ」と社名変更を行い、介護業界二位の企業グループとなっている。SOMPOは将来的に海外への介護事業輸出を視野に入れているとしている。[34]

「高齢者市場」は二〇六〇年まで安定した状態が続くとされ、「介護業界は国内の数少ない成長産業ということもあり、異業種からの参入やM&Aによる合併など業界再編が進んできている」[35]とされており、介護保険制度の仕組みが介護サービスを大きな市場化へと誘導してしまったといえる。

経済財政諮問会議では「介護事業者の大規模化」[36]が成長戦略の一環としてもあげられており、今後ますますM&Aが進み、さらに巨大な市場が形成される可能性もある。このような経営手法は経営者側の論理であり、資本の拡大・経営の維持存続が目的であり、利用者やその家族、そして介護労働者の人権保障とは真逆である。今後懸念されるのは、事業者が「儲け」が出ない事業所の閉鎖や統合などを行い、利用者が必要なサービスを享受することができなくなるのではないかということである。

大企業は介護業界に進出するという方法ではなく、より多くの法人税を納めるという方法で介護保険に関わることが望ましい。

4　地域包括ケアシステムによる医療・介護の解体

地域包括ケアシステムが法・行政上の用語として初めて用いられたのが、二〇〇三年の「二〇一五年の高齢者介護」であるといわれている。[37] その後、二〇一〇年の厚生労働省「地域包括ケア研究会報告」（三菱ＵＦＪリサーチ＆コンサルティング）が具体的な方向性を提示している。ここでは「地域には、介護保険サービス（共助）だけでなく医療保険サービス（共助）、住民主体のサービスやボランティア活動（互助）、セルフケアの取組み（自助）等数多くの資源が存在するが、これらの資源は未だ断片化している。今後、それぞれの地域が持つ『自助、互助、共助、公助』の役割分担を踏まえながら、有機的に連動して提供されるようなシステム構築が検討されなければならない」とし、この検討については、「給付と負担の両面から、介護保険制度の果たすべき役割と範囲について国民の合意が得られるようにするとともに、自助、互助による取組みの推進・支援、サービスの効率化・効果的な提供の在り方、労働力人口が減少する中での質の高いサービスを提供する人材確保の在り方について検討を深めることが必要である」との基本認識を示している。[38] ここには公助はおろか公的責任といった用語は見当たらず、地域包括ケアシステムは自助と互助が強調されたシステムであるといえる。

住み慣れた地域で、または住みたい地域で安全で安心して暮らすこと、このことは誰もが望むことである。しかし、国が示す「地域包括ケアシステム」は、地域医療構想と同時に進められており、「病院から在宅へ」、「医療から介護へ」と、「社会保障制度改革国民会議報告書――確かな社会保障を将来世代に伝えるための道筋」（二〇一三年八月六日）が示した「病院完結型」から「地域完結型」へと「川上から川下へ」の「医療・介護サービスの提供体制の改革」である。「自助」と「互助」による地域完結型の医療・介護の提供体制が「地域包括ケアシステム」であり、「地域包括ケアシステム」を利用した、医療・介護保障の解体ともいえる。ここでは、「病院から在宅へ」、「医療から介護へ」と、医療機関や施設ではなく地域や在宅で支える医療・介護を進めることになる。従来、医師が行ってきた医業を看護師に、看護師が行ってきた診療の補助・療養上の世話を介護職員や訪問介護員に、介護職員や訪問介護員が行ってきた生活援助や相談といった業務を制度上位置づけのない「互助」やボランティアにと、社会保障・社会福祉サービス全体を切り下げるものとなっている。また、一方では、介護サービスを成長産業として位置付け、さらなる市場化・営利化を進めようとしている[39]。

結果、退院の強要、在宅の受け皿としては、「地域包括ケアシステム」を用意し、限られた「医療サービス」、「介護保険サービス」と、それに加え民間企業からのサービスの購入、ボランティアからの互助の下で包括的なケアを受けるということになる。重点化の名のもとに軽度者の切り捨てが行われ、購買力のある者のみがサービスを受けることができる仕組みである。

政府が考える地域包括ケアシステムは、受け皿が不十分な、保障のない「地域包括ケアシステ

ム」である。地域包括ケアシステムは、公的責任の後退の具体策であるともいえる。◆40

5　介護保険制度の変遷――給付の抑制と自助の強要

二〇〇〇年にスタートした介護保険制度は、改正に改正を重ねて二〇二一年度に第八期を迎えた。この間、当初は「公的介護保険」と称されていたものが「公的」が外れて「介護保険」となり、目的であり誰もが望み期待した「介護の社会化」は皆無となり、自立と自己責任が強要され、自己負担増、そして家族の介護が強化されている（章末資料「介護保険の変遷」＝二〇〇ページ参照）。

二〇〇五年には大幅な改正が行われ、「予防重視型システム」の創設により要支援一、二の利用者が予防給付に移行されることとなり、介護保険制度の「重点化」が行われた。加えて、地域包括支援センターが創設されたことにより、地方自治体が担っていた重層的な相談援助業務等がさらに民営化されていった。何より、施設入所者の食事・居住費を保険対象外としたことで、利用者負担が強化されていった。

二〇一一年の改正では、「地域包括ケアの推進」により二四時間対応の定期巡回・随時対応サービスなどを創設、介護職員による痰《たん》の吸引などの医療行為が可能となる規制緩和が行われた。

二〇一五年度からは「地域包括ケアシステムの構築に向けた地域支援事業の充実」ということで、地域包括ケアシステムの本格的な導入が行われ、全国一律の予防給付であった訪問介護と通所介護が市町村の地域支援事業に移行している。そして介護老人福祉施設の入所者について要介護三以上に厳格化、一定の所得のある利用者の負担が一割から二割へ引き上げられた。

二〇一七年六月には「地域包括ケアシステムのための介護保険法等の一部を改正する法律」が公布され、「地域包括ケアシステムの深化・推進」、「介護保険制度の持続可能性の確保」が打ち出された。保険者機能の強化が盛り込まれ、市町村の適切な指標による実績の評価を行い、予防等が進んでいる場合、つまり要介護者の減少につながればインセンティブを与えるという、介護保険制度をいかに利用させないかということが保険者の課題となった。

二〇二〇年の介護報酬改定により、二〇二一年四月より「科学的介護（「LIFE」）」を導入することで加算がとれる仕組みが創設された。しかし、二〇二一年五月末時点の登録事業所は約六万事業所にとどまっている[41]。その理由としては、「事務処理に職員一人雇うくらい手間がかかる」、「データ入力が膨大。時間や人を割けない」という現場の声がある[42]。

LIFEでは医療関係職種の連携が強化されており、加えて管理栄養士との連携も求められている。石川県内の社会福祉法人の関係者は、「特別養護老人ホームではこれらの連携に伴う加算が廃止され、基本報酬に組み込まれており、体制が整えられない場合は減算となる。連携強化を推し進めるLIFE加算に置き換えられてきている」と国がLIFE導入を強要することに不安を抱えている。そして、「LIFEの加算をとれる事業所は、規模が大きく医療と介護の複合体でないと厳しい状況にある」と小規模の事業所・施設ではLIFEの導入は困難であるとの見解を示している。

また、「医療から介護のすそ野が広がり専門職種間のタスクシフトシェアに変化をもたらす」可能性を感じており、「医療職はますます専門分化しマネジメント業務へ、介護職はそれらの受け皿になり、医療行為等の範疇《はんちゅう》が拡大していかないのかと思ってしまいます」と、地域包括ケアシステムが進める「川上から川下へ」の政策がＬＩＦＥという方法でさらに加速する可能性は高い。[43]

第三節　公共性・公益性の公的ケア保障に向けて

新型コロナウイルス感染拡大は介護保険制度、国の介護に対する政策の脆弱さを顕在化させた。利用者は高騰する保険料、度重なる給付範囲の縮小でサービス内容の変更を余儀なくされたり、自己負担が増加したりと、安全で安心できる介護の享受が困難となっている。事業所については、低い介護報酬に行き過ぎた市場原理の競争、そして新型コロナウイルス感染拡大という災害により閉鎖や倒産に追い込まれている。公的責任を排除した介護保険制度下では、保険者（市町村）が、個々の要介護者に対する介護サービスそのものを給付する義務を負っていない。[44]わずかに、指定事業者が利用者に対し、必要なサービス等が継続的に提供されるよう、「他の関係者との連絡調整その他の便宜の提供を行わなければならない」の規定があるにとどまる（介護保険法第七八条の四第七項等）。事業所の休止や閉鎖、倒産は、利用者の命と健康、そして家族を含めた生活に多大な負荷を生じさせている。現行の介護保険制度で必要なニーズが満たされていないことは、全国各地で介護心中や介護殺人が発生していることにも表われている。◆45

現行の介護保険制度では立ちゆかないことが明確になっている。とくに、財源論を中心に「重点化」「適正化」が進められてきている。しかし、財源論での改正は国民の負担増を招き、「適正化」を名目に保険給付外しがさらに進んでいく。

これらを克服し、人権保障の視点からケア保障を議論していく必要がある。

1　市場メカニズムの排除と公的規制の基準の強化

まずは介護保険制度の仕組みから生じた市場化の排除である。介護サービスを「儲《もう》け」の手段として定着させてしまい、その市場は肥大化しつつある。利用者は消費者に転換され、利用者やその家族は競争や購買力といったことに巻き込まれ、必要なサービスを安心して享受する権利を侵害されているといってもよい。

このような人権侵害を生じさせないためには、公的責任をともなった介護サービスが不可欠となる。まずは、介護保険法に、国・自治体（保険者）が介護サービスを給付する義務を負っていることを明文化すること、そして、その義務の下で、公的規制によって介護保険制度から「個別的利益のための手段」◆46を排除していく。公的規制を強化することで人権保障たるケア保障の構築に近づくことができる。

2　介護労働者の専門職としての地位獲得と評価の向上

国は「介護労働者」ではなく「介護人材不足」としている。「介護人材」とは介護労働者のみならず、そこにはボランティア等も含まれる。三重県では、①社会貢献への意欲、②本人の介護予防、③介護現場を知る観点から、配膳、ベッドメイキング、清掃など業務を切り分けた上で、「元気高齢者」が「介護助手」として介護労働現場に登場している。◆47また、各地方自治体ではボランティアポイントを創設し、介護労働現場に積極的にボランティアを送り込む施策が取り組まれている。

これらボランティアの活用は、介護労働の専門性を低く評価することにつながる。そもそも介護労働者不足は、介護保険制度前から慢性的に生じていたものである。この背景にあるのは低い賃金水準・社会的評価があり、これらを解消することが介護労働を魅力ある労働に引き上げることとなる。国家資格である介護福祉士の専門性を高く評価するとともに、公的基準の下で必置としていくべきである。そして国は、賃金を含めた労働権や社会保障権、教育権を保障していく。このことが介護労働者不足を解消することにつながる。

3　憲法二五条、一三条に基づいた介護サービスの整備を国で行う

介護保障からケア保障への途《みち》は、憲法二五条の生存権、そして一三条の幸福追求権に基づいたケアサービスを整備していくことが不可欠である。ケア保障とは公的責任・国の責任で介護保障を行うということが中心にすえられる。これによって経済的な心配なく利用者と家族の自己決定・自己選択によるサービス受給につながる権利としてのケア[◆48]を確立することができる。

注

◆1　日本医労連「「新型コロナウイルス対策」に関するアンケート調査結果」（二〇二一年五月）。介護労働安定センターの「新型コロナウイルス感染症禍における介護事業所の実態調査」では「労働者・労働環境への影響」の回答で「心理的な負担が大きいこと」が五七・七パーセントと最も高くなっている。介護労働安定センター「令和二年度『介護労働実態調査（特別調査）』結果の概要について」一〇ページ。http://www.kaigo-center.or.jp/report/2021r01_t_chousa_result_01.html（二〇二一年一一月八日最終閲覧）。

◆2　読売新聞オンライン「コロナ禍で介護施設窮地、昨年倒産最多　利用減少や職員離職」（二〇

二一年二月二六日。二〇二二年一月二六日最終閲覧）

◆3　東京商工リサーチ「二〇二〇年『老人福祉・介護事業』の休廃業・解散調査　休廃業・解散が過去最多、新型コロナの影響重く」一ページ。

◆4　東京商工リサーチ・前掲（注3）。

◆5　東京商工リサーチ・前掲（注3）。

◆6　法研「週刊社会保障」№3131、二〇二一年八月二日、一三ページ。

◆7　公益財団法人介護労働安定センター「令和二年度介護労働実態調査　事業所における介護労働実態調査結果報告書」四七ページ。

◆8　厚生労働省「介護現場革新会議基本指針」（二〇一九年三月二八日公表）

◆9　社会保険研究所『地域共生社会実現のための介護保険制度改正点の解説（令和三年四月版）』（二〇二一年）二二六ページ参照。

◆10　厚生労働省「介護分野における生産性向上について」https://www.mhlw.go.jp/stf/kaigo-seisansei.html（二〇二二年一二月一一日最終閲覧）

◆11　「『コロナ克服・新時代開拓のための経済対策』について」（二〇二一年一一月一九日閣議決定）四六ページ。

◆12　沖藤典子『介護保険は老いを守るのか』岩波書店、二〇一〇年、一〇五～一〇六ページ。全老健の河合秀治会長（当時）の発言。

◆13　林奏則「介護　コロナで浮き彫りになった現実と課題」、『経済』№309、二〇二一年、四七

〜四八ページ。

◆14　厚生労働省「ヤングケアラーについて」https://www.mhlw.go.jp/stf/young-carer.html（二〇二一年九月二二日最終閲覧）。一般社団法人日本ケアラー連盟。

◆15　ＮＨＫ「『ヤングケアラー』中学生の一七人に一人　国初の実態調査」（二〇二一年四月一二日）https://www3.nhk.or.jp/news/html/20210412/k10012966971000.html（二〇二一年一二月一一日最終閲覧）。三菱ＵＦＪリサーチ&コンサルティング「ヤングケアラーの実態に関する調査研究報告書」二〇二一年三月。

◆16　澁谷智子『ヤングケアラー――介護を担う子ども・若者の現実』中央公論新社、二〇一八年、一二ページ。

◆17　毎日新聞二〇二〇年一〇月二八日。https://mainichi.jp/articles/20201028/k00/00m/040/074000c（二〇二一年一二月一一日最終閲覧）。

◆18　ヤングケアラー問題については、澁谷・前掲（注16）、濱島淑恵・宮川雅充「ヤングケアラーの健康状態とケアの時間・頻度――実態把握の課題」日本医療総合研究所『国民医療』No.３５１、二〇二一年、二〇〜三一ページ、濱島淑恵『子ども介護者――ヤングケアラーの現実と社会』ＫＡＤＯＫＡＷＡ、二〇二一年、が詳しい。濱島はヤングケアラーの支援について、「少なくとも縦割り制度の隙間を埋める、教育と福祉、児童・障がい・高齢といった多様な福祉の領域をつなぎ合わせ、全体を俯瞰し、マネジメントする機関が必要である。それを行政直営とするのか、民間に委託するのかという選択肢はあると思うが、少なくとも行政の責任においてそのような組織、機関を整備し、地域をベースとしたヤングケアラー支援の仕組みを構築する必要がある」と行政の責任を強調している。濱島・前掲二二二ページ。

◆19 渡辺治は、「新自由主義が採用した政策は、大きくいうと三つの柱から成り立っていた」とし、「第一の柱は労働者の賃金の削減を促進する方策」、「第二の柱は、大企業にかけられた負担――法人税や社会保険負担の軽減」、「第三の柱は規制緩和」と説明している。そして第三の柱である「規制緩和」について、「これらの規制の緩和は、児童や高齢者のためにつくられている厳しい設置基準や人員基準を下げることで、財政の削減をねらうとともに、そうした分野への民間企業の参入を支援するねらいもある」と述べている。渡辺治『安倍政権の終焉と新自由主義政治、改憲のゆくえ――「安倍政治」に代わる選択肢を探る』旬報社、二〇二〇年。介護保険制度は新自由主義政策の下での規制緩和を背景にした制度であるといえる。

◆20 豊島明子「高齢者福祉法制の大転換と公的介護保障の課題」、三橋良士明・村上博・榊原秀訓編『自治体行政システムの転換と法――地域主権改革から再度の地方分権改革へ』日本評論社、二〇一四年、七一~七二ページ。

◆21 行政側の解釈では、福祉の措置は受給者の権利に基づくものではなく、あくまで行政の判断で行われる行政処分であった。たとえば老人ホームで養護されるのは、権利というより、行政処分に伴う「反射的利益」にすぎないとされた。倉田聡『これからの社会福祉と法』創成社、二〇〇一年、五二ページ、宮本太郎『貧困・介護・育児の政治――ベーシックアセットの福祉国家へ』朝日新聞出版、二〇二一年、一五六ページ。そして宮本は「これに対して、介護保険制度は、サービスを利用者と事業者の間の契約により利用者の権利として給付されるものと位置づける点で根本的に異なっていた」としている。

◆22 高田清恵「社会福祉サービスにおける利用者による選択と公的責任――スウェーデンにおける自由選択システム法を手掛かりに」、琉球大学『琉球法学』九三、二〇一五年、一一三～一三五ページ参照。

◆23 『週刊エコノミスト』二〇一九年六月四日号、一八ページ参照。

◆24 豊島・前掲、注20、七五～七六ページ。

◆25 西村健一郎『社会保障法』有斐閣、二〇〇三年、三一〇ページ。伊藤周平『介護保険法と権利保障』法律文化社、二〇〇八年、二一二ページ。遠藤浩・神田裕二「介護保険法案の作成をめぐって」、九州大学法政学会『法政研究』六六（四）、二〇〇〇年、一八〇二ページ。

◆26 伊藤周平『介護保険を問い直す』筑摩書房、二〇〇一年、一五九ページ参照。

◆27 曽我千春「第7章　介護労働をめぐる課題」、芝田英昭『安倍政権の医療・介護戦略を問う』あけび書房、二〇一四年、一二五ページ参照。

◆28 東京商工リサーチ「二〇二〇年『老人福祉・介護事業』の倒産状況～新型コロナも影響し介護倒産が過去最多、緊急事態宣言で負担増の懸念」一ページ。

◆29 朝日新聞二〇二一年五月二五日付。

◆30 田島努「介護保険制度導入が生み出す新たな資金流――業界M＆Aや保険請求債務権の流動化で期待される金融機能」、金融財政事情研究会『金融財政事情』五一（四）、二〇〇〇年、一九ページ。
◆31 「コムスン問題」については、横山壽一『社会保障の再構築――市場化から共同化へ』新日本出版社、二〇〇九年が詳しい。
◆32 田島・前掲、注30、二〇ページ参照。
◆33 「Ｒｅｐｏｒｔみんなが幸せになる事業継承のあり方とは――加速する介護業界でのＭ＆Ａ」、法研『介護保険：介護に携わる人の応援マガジン』二三〇、二〇一五年、五八ページ。
◆34 大浦秀和「ＳＯＭＰＯ　ＨＤ・櫻田謙悟の『保険事業の主役は人』論」、『財界』六五（一四）、二〇一七年、五〇ページ。
◆35 前掲、注33、五八ページ。
◆36 内閣府「令和三年第一五回経済財政諮問会議」（二〇二一年一一月二五日）。https://www5.cao.go.jp/keizai-shimon/kaigi/minutes/2021/1125/shiryo_01-1.pdf（二〇二一年一二月一日最終閲覧）
◆37 鴻上圭太・高倉弘士・北垣智基『地域包括ケアを問い直す　高齢者の尊厳は守れるのか』日本機関紙出版センター、二〇一八年、八〜九ページ。高齢者介護研究会「二〇一五年の高齢者介護――高齢者の尊厳を支えるケアの確立に向けて」https://www.mhlw.go.jp/topics/kaigo/kentou/15kourei/3.html（二〇二一年一二月二〇日最終閲覧）
◆38 三菱ＵＦＪリサーチ＆コンサルティング「地域包括ケア研究会――報告書」（二〇一〇年三月）三ページ。
◆39 曽我千春「高齢者福祉『改革』と市場化・産業化」、社会保障政策研究会編『高齢期の社会保

障を読み解く』自治体研究社、二〇一七年、一〇五ページ。

◆40 渡辺治『安倍政権と日本政治の新段階　新自由主義・軍事大国化・改憲にどう対抗するか』旬報社、二〇一三年、九七～一〇一ページ参照。

◆41 シルバー産業新聞「ケアニュース」（二〇二一年六月二二日）https://www.care-news.jp/news/1EIlSf（二〇二一年八月三一日最終閲覧）。

◆42 北陸中日新聞二〇二一年九月一日付。

◆43 石川県内の社会福祉法人への書面での調査（二〇二一年九月二日回答）

◆44 前田雅子「介護保障請求権についての考察」、『賃金と社会保障』No.１２４５、一九九九年、二四ページ参照。

◆45 コロナ禍で夫婦や親子で心中や自殺で亡くなった方が二〇二〇年一〇月以降で三六人との報道がある。東京都町田市では七五歳の夫と七三歳の妻が同時に亡くなっているところが発見されている。夫が認知症の妻を一人で介護しており「とてもつらい六年間でした」などと書かれたメモが残されていたとされている。ＮＨＫ「夫婦や親子で命絶つケース相次ぐ」（二〇二〇年一二月八日）https://www3.nhk.or.jp/news/html/20201208/k10012753111000.html（二〇二一年一二月二四日最終閲覧）

◆46 横山壽一「コロナ1年、保健・医療政策の課題と転換」、『経済』No.３０９、二〇二一年、二三ページ参照。

◆47『地域共生社会の実現のための介護保険制度改正点の解説　令和三年四月版』社会保険研究所、

二〇二一年、一二八ページ参照。

◆48 「ケア保障」の「ケア」とは何かについては、筆者の今後の課題としたい。ただし、「ケア」とは、一九八〇年代から進められた医療改革（医療費抑制策）の下で、高齢者医療費負担を抑制するために用いられた、高齢者福祉を医療から切り離した際に用いられた「介護」、「ケア」とは異なる。上野千鶴子『ケアの社会学　当事者主権の福祉社会へ』太田出版、二〇一一年、三六〜三八ページ、参照。また、介護保険制度の保険給付範囲や市場化された「介護サービス」の範囲にとどまらない。

資料　介護保険制度の変遷

（出所）著者作成

年度	制度改正	介護報酬改定率
2000	介護保険制度開始	
2003		▲ 2.3%
2005	介護保険法に「高齢者の尊厳」が追記 介護予防重視 •「予防重視型システム」要支援者は介護予防給付へ • 地域包括支援センター創設：介護予防マネジメント実施 • 市町村が介護予防事業・包括支援事業など地域支援事業創設 施設給付見直し：施設の食事・居住費を保険給付対象外 低所得者への補足給付創設 地域密着型サービス創設	▲ 2.4%
2008	介護サービス事業者の法令遵守等の業務管理体制の整備 • 休止・廃止の事前届出 • 休止・廃止時のサービス確保の義務化	
2012	地域包括ケアの推進 • 24時間対応の定期巡回・随時対応サービスや複合型サービスの創設 • 介護予防・日常生活支援総合事業の創設 介護職員によるたんの吸引等を認める規制緩和 有料老人ホーム等における前払金の返還に関する利用者保護 介護保険事業計画と医療サービス、住まいに関する計画との調和 地域密着型サービスの公募・先行による指定が可能となる	△ 1.2%（処遇改善を除くと実質▲ 0.8%）
2014		△ 0.63%（消費税対応）
2015	地域包括ケアシステムの構築に向けた地域支援事業の充実（在宅医療・介護連携、認知症施策の推進） 全国一律の予防給付（訪問介護・通所介護）を市町村の地域支援事業に移行 低所得第１号被保険者の保険料の軽減割合を拡大 一定の所得のある利用者負担が１割から２割へ引き上げ 特別養護老人ホーム（介護老人福祉施設）の新入居者を要介護３以上に限定	▲ 2.27%
2017	「地域包括ケアシステムのための介護保険法等の一部を改正する法律」公布（2017年６月） 法改正の目的：「地域包括ケアシステムの深化・推進」 「介護保険制度の持続可能性の確保」 保険者機能の強化等の取組の推進 • データに基づく課題分析と対応 地域包括ケアセンターの機能強化 適切な指標による実績評価 インセンティブの付与 適切な指標による実績評価 医療・介護の連携の推進等：介護医療院の創設 地域共生社会：「共生型サービス」 利用者負担３割負担導入 介護納付金の総報酬割導入	△ 1.14%
2018		△ 0.54%
2019		△ 2.3%（消費税増税に伴う対応・処遇改善加算引き上げ）
2021	地域共生社会の実現のための社会福祉法等の一部を改正する法律施行 • 地域住民の複雑化・複合化した支援ニーズに対応する市町村の包括的支援体制の構築の支援 • 地域の特性に応じた認知症施策や介護サービス提供体制の整備等の促進 • 医療・介護データ基盤の整備の促進 • 介護人材確保および業務効率化の取り組み強化 • 社会福祉連携推進法人制度の創設	△ 0.7%

第6章　医療・介護「人材」政策の破綻と人権の担い手養成

――非正規労働・外国人材への依存政策からの脱却

佐藤英仁

新型コロナウイルスにより日本から海外へ出国する日本人や海外から日本へ入国する訪日外国人旅行者が激減している。観光庁による出国日本人数および訪日外国人旅行者数を見てみると、二〇一九年の出国日本人数は二〇〇八万人、訪日外国人旅行者数は三一八八万人、合計五一九六万人であったが、二〇二〇年の出国日本人数は三一七万人、訪日外国人旅行者数は四一二万人、合計七二九万人であった。二〇一九年と比べると二〇二〇年の出国日本人数は約六分の一、訪日外国人旅行者数は約八分の一に激減したことがわかる。

厚生労働省は世界的な感染拡大を受けて、「出国前七二時間以内の検査証明書」の提出を義務付け、日本入国前に滞在した国・地域に応じて、検疫所が確保する宿泊施設や自宅などで一定期間の待機を求めるなど、国境を越えた往来がきわめて困難な状況となっている。

一方、日本は二〇〇八年から外国人看護師および外国人介護福祉士を候補者として受け入れているが、新型コロナウイルスにより渡航が困難となったことで制度の存続が危惧《きぐ》される。そこで、本章ではあらためて外国人看護師および介護福祉士をめぐる受け入れの現状や制度を確認したうえで問題点を指摘する。そして、コロナ後の医療・介護「人材」政策について提言を行う。

第一節　外国人看護師・介護福祉士の受け入れの背景

二〇〇六年九月九日、日本はフィリピンとのＥＰＡ（経済連携協定）を締結（二〇〇八年一二月一一日発効）した。二〇〇七年八月二〇日には、インドネシアとのＥＰＡも締結（二〇〇八年七月一日発効）した。さらに、二〇〇八年一二月二五日には、ベトナムとのＥＰＡも締結（二〇一二年六月一七日発効）した。それに基づき、現在、インドネシア人、フィリピン人、ベトナム人看護師および介護福祉士を候補者として受け入れている。なお、後述するが来日する看護師候補者は母国で看護師資格を有するため「外国人看護師」といえるが、介護福祉士候補者は母国で介護士（介護福祉士）認定を必ずしも受けているとは限らないため「外国人介護福祉士」という表現は妥当でない。ただし、本著では来日する介護福祉士候補者を便宜上、「外国人介護福祉士」と記載する。

一九九九年八月に閣議決定された「第九次雇用対策基本計画」では、外国人労働者対策として、「経済社会のグローバル化に伴い、我が国の企業、研究機関等においては、世界で通用する専門知識、技術等を有し、異なる教育、文化等を背景とした発想が期待できる専門的、技術的分野の外国人労働者に対するニーズが一層高まっている。このような状況の中で、我が国の経済社会の活性化や一層の国際化を図る観点から、専門的、技術的分野の外国人労働者の受入れをより積極的に推進する」として、積極的に外国人労働者を受け入れる方針を掲げた。[1] これは、政府は、医療分野に関わらず、政策として外国人労働者の受け入れを積極的に行おうとするものである。しかしながら、「……我が国の産業及び国民生活に与える影響その他の事情を勘案しつつ、雇用情勢の悪化等我が国の労働市場の状況を反映して的確かつ機動的に入国者数を調節できるような受入れの在り方についても検討する必要がある」など、受け入れに慎重な姿勢も見せている。[2] 一方で、インドネシアやフィリピンは、自国での失業率が高いことや外貨獲得のために海外出稼ぎを推進してきた。

フィリピンは正式なEPA交渉が始まる前の予備協議の段階で、看護師の受け入れを積極的に求めていた。EPAは看護師や介護福祉士の受け入れだけではなく、二国間の貿易・投資の自由化・円滑化を図るさまざまな内容を含んでいる。フィリピンとの貿易・投資において、関税の撤廃などの自由化・円滑化などの日本が受ける利益を考慮して、外国人看護師や介護福祉士の受け入れに同意せざるを得なかったと解釈するのが妥当である。この点に関して、河内優子は「農林水産品・鉱工業品貿易やサービス貿易、投資の自由化等、諸他の多様な領域を対象とする広範なEPA交渉の一構成部分であり、……貿易や企業の国際事業活動の自由化・円滑化による便益を確保する代わりに、フィリピンからの人（労働者）の受入れが求められるということなのであって、そもそも日本が積極的に受入れを提起したわけではないということなのである」と同様の見解を示している。[3] また、岡谷恵子も「しかしEPAは政府レベルの二国間交渉であり、フィリピンが看護師受け入れを強く要求してきたため、日本政府が拒否することは難しい状況だった」と述べている。[4] さらに、山崎隆志も同様の見解を示しており、「我が国の看護・介護分野への外国人労働者の受け入れは、現在のところ、FTAやEPA交渉に基づくフィリピンやタイ等の相手国側からの受け入れ要請による側面が大きく、我が国から積極的に要請したものではない」と述べている。[5]

日本が受ける利益を考慮して、外国人看護師の受け入れに同意せざるを得なかったという点はインドネシアやベトナムも同様である。インドネシアは液化天然ガスをはじめ、原油や石炭などのエネルギー資源を日本に輸入しているため、EPA締結のメリットはフィリピン以上に大きい。[6] ベトナムは、日越共同イニシアティブ（二〇〇三年開始）や日越投資協定（二〇〇四年発効）の効果などで、自動車・電子電気関連の製造業をはじめとした日本企業からの投資が増加したが、部品・素材等の高い関税が懸念材料となっていた。

なお、政府は日本人看護師の不足を外国人看護師で補うことに関して、「看護・介護分野における労働力不足への対応のために行うものではない」と公式に否定している。[7]

第二節　外国人看護師・介護福祉士が日本で働く条件

自国で看護師や介護福祉士としての実績がある外国人でも、日本ではすぐに看護師や介護福祉士として働くことはできない。日本で看護師や介護福祉士として働くためには入国前や入国後にさまざまな困難を乗り越えなければならない。図表6―1はインドネシアおよびフィリピンとの間で締結した看護師および介護福祉士の受け入れに関するEPAの内容である。また、図表6―2はベトナムとの間で締結した看護師および介護福祉士の受け入れに関するEPAの内容である。

1　外国人看護師が日本で働く条件

インドネシア人看護師はインドネシアで看護師資格を有し、二年間の実務経験が必要となる。また、訪日前に六か月間の日本語研修を受け、日本語能力試験N4程度以上の日本語能力を有していなければならない[◆8]。

フィリピン人看護師はフィリピンで看護師資格を有し、三年間の実務経験が必要になる。また、

図表6—1　インドネシアおよびフィリピンにおけるEPAの枠組み

		インドネシア	フィリピン
入国の要件	看護	インドネシアの看護資格の保有者 ２年の看護師の実務経験	フィリピンの看護師資格の保有者 ３年間の看護師の実務経験
	介護	高等教育機関（３年以上）卒業 インドネシア政府による介護士認定、またはインドネシアの看護学校（３年以上）卒業	４年制大学卒業 フィリピン政府による介護士認定またはフィリピンの看護学校（４年）卒業
訪日前日本語研修		６カ月 日本語能力試験Ｎ４程度以上	６カ月 日本語能力試験Ｎ５程度以上
訪日後日本語研修		６カ月	６カ月
就労・研修		受け入れ施設で（病院・介護施設）で雇用契約に基づき就労・研修 （フィリピンには就学コースがある）	
在留期間		看護師候補者：３年が上限 介護福祉士候補者：４年が上限 （１年に限り滞在延長可能）	

（出所）厚生労働省「経済連携協定（EPA）に基づく外国人看護師・介護福祉士候補者の受入れ概要」をもとに佐藤が作成した

図表6—2　ベトナムにおけるEPAの枠組み

		ベトナム
入国の要件	看護	3年制または4年制の看護課程修了 ベトナムの看護師 2年間の実務経験
	介護	3年制または4年制の看護課程修了
訪日前日本語研修		12カ月 日本語能力試験N3以上
訪日後日本語研修		2.5カ月
就労・研修		受け入れ施設で（病院・介護施設）で雇用契約に基づき就労・研修 （ベトナムには就学コースがあるが受入れ実績はない）
在留期間		看護師候補者：3年が上限 介護福祉士候補者：4年が上限 （1年に限り滞在延長可能）

（出所）厚生労働省「経済連携協定（EPA）に基づく外国人看護師・介護福祉士候補者の受入れ概要」をもとに佐藤が作成した

訪日前に六か月の日本語研修を受け、日本語能力試験N5程度以上の日本語能力を有していなければならない。

ベトナム人看護師はベトナムで三年制または四年制の看護課程を修了し、ベトナムの看護資格を有する必要がある。また、二年間の実務経験も必要になる。さらに、訪日前に一年間の日本語研修を受け、日本語能力試験N3以上の日本語能力を有していなければならない。

来日後もインドネシア人、フィリピン人は半年間、ベトナム人は約二・五か月の日本語研修を受ける。その後、外国人看護師を受け入れている病院で看護師候補者として働きながら日本語で実施される国家試験の合格を目指すことになる。

看護師国家試験は来日一年目から受験す

ることができる。国家試験に合格した看護師候補者のみが正式に看護師として働くことができるようになる。

2　外国人介護福祉士が日本で働く条件

インドネシア人介護福祉士はインドネシアで三年以上の高等教育機関を卒業し、インドネシア政府による介護士認定を受けているか、三年以上のインドネシアの看護学校を卒業している必要がある。また、看護師同様、訪日前に六か月間の日本語研修を受け、日本語能力試験N4程度以上の日本語能力を有していなければならない[9]。

フィリピン人介護福祉士は、フィリピンで四年制大学を卒業し、フィリピン政府による介護士認定を受けているか、フィリピンの四年制看護学校を卒業している必要がある。また、訪日前に六か月の日本語研修を受け、日本語能力試験N5程度以上の日本語能力を有していなければならない。

ベトナム人介護福祉士は、ベトナムで三年制または四年制の看護課程を修了している必要がある。また、訪日前に一年間の日本語研修を受け、日本語能力試験N3以上の日本語能力を有していなければならない。

来日後は看護師同様、インドネシア人、フィリピン人は半年間、ベトナム人は約二・五か月の日本語研修を受ける。その後、外国人介護福祉士を受け入れている介護施設で介護福祉士候補者として働きながら日本語で実施される国家試験の合格を目指すことになる。なお、看護師とは異なり介護福祉士国家試験を受験できるのは来日四年目からである。国家試験に合格した介護福祉士候補者のみが正式に介護福祉士として働くことができるようになる。

第三節　外国人看護師・介護福祉士の現状

インドネシア人看護師および介護福祉士は二〇〇八年八月に、フィリピン人看護師および介護福祉士は二〇〇九年五月に、ベトナム人看護師および介護福祉士は二〇一四年六月に第一陣が来日した。現在までの外国人看護師と外国人介護福祉士の受け入れ状況を図表6―3に整理した。

日本で看護師として働くことを目指し、二〇〇八年から二〇一九年までの一二年間でインドネシア人看護師は合計六九一人、介護福祉士は合計二〇九二人、二〇〇九年から二〇一九年までの一一年間でフィリピン人看護師は合計五八八人、介護福祉士は合計一九六七人、二〇一四年から二〇一九年までの六年間でベトナム人看護師は合計一四二人、介護福祉士は合計九六七人来日している。インドネシア、フィリピン、ベトナム三か国で看護師は合計一四二一人、介護福祉士は合計五〇二六人となり、実に六四〇〇人以上が候補者として来日している。

図表6―3　外国人看護師および介護福祉士の受け入れ状況

	看護師候補者				介護福祉士候補者			
	インドネシア	フィリピン	ベトナム	合計	インドネシア	フィリピン	ベトナム	合計
2008年	104	―	―	104	104	―	―	104
2009年	173	93	―	266	189	190	―	379
2010年	39	46	―	85	77	72	―	149
2011年	47	70	―	117	58	61	―	119
2012年	29	28	―	57	72	73	―	145
2013年	48	64	―	112	108	87	―	195
2014年	41	36	21	98	146	147	117	410
2015年	66	75	14	155	212	218	138	568
2016年	46	60	18	124	233	276	162	671
2017年	29	34	22	85	295	276	181	752
2018年	31	40	26	97	298	282	193	773
2019年	38	42	41	121	300	285	176	761
累積	691	588	142	1421	2092	1967	967	5026

（出所）厚生労働省「経済連携協定（EPA）に基づく外国人看護師・介護福祉士候補者の受入れ概要」をもとに佐藤が作成した

第四節　外国人看護師・介護福祉士に関する問題点

1　外国人看護師・介護福祉士の問題点に関する先行研究

外国人看護師や介護福祉士の問題点について分析している研究として、山崎隆志や山本克也、加藤文子を挙げることができる。山崎は、看護職員の需給見通しや外国人看護師が受け入れられるようになった経緯、フィリピンをはじめとする看護師を送り出している国の現状を整理したうえで、「労働条件の違反、不法行為、文化摩擦、いわれない差別等が発生しないよう最善の対応が必要」と結論づけている。[10] また、「フィリピン人看護師は、世界各地で活躍しているとはいえ、看護職は、患者の生命等にかかわる職種であり、労働条件の過酷さ等から増大している医療事故等の防止のためにも、特に日本語能力、円滑なコミュニケーションは不可欠」と述べている。[11]

山本は、外国人看護師・介護福祉士の問題を「労働問題の一環としてこれを捉える方法」と「EPAやFTAの文脈でこれを捉える方法」に分けて考え、後者の方法で現状と課題について整理している。日本の受け入れ上の問題点として、

①看護師協会や介護福祉士協会の反対
②日本語能力不足
③介護福祉士国家試験受験には三年間の実務経験要
④イスラム教徒対応策の必要性
⑤受け入れ先の採算性
の五つを挙げている。[12]

加藤は、外国人看護師の受け入れに関して、イギリスと比較しながら日本の問題点について考察している。考察の結果、日本が外国人看護師を受け入れるうえで「わが国ではまず日本語の壁があり、さらには独自の民族性や慣習・宗教観等の医療看護技術以前の問題も存在するため、日本的な看護のあり方を認識してもらうことが重要である」と結論づけている。[13] また、「医療技術以前にこうした教育の機会もつくらねばならないことを個々の職場である受け入れ施設が理解することも重要である」と述べている。[14] さらに、「外国人看護師の育ってきた環境や文化を知ることすなわち相互理解が不可欠」であることも述べている。[15]

以下では、先行研究を踏まえ、問題点について再検討する。

2 看護師国家試験の低い合格率

まず、看護師国家試験の合格状況について見てみる。図表6―4に各年度の看護師国家試験の合格状況を整理した。二〇〇八年度から二〇二〇年度の看護師国家試験の合格者数はインドネシア人が一九七人、フィリピン人が二〇三人、ベトナム人が一一六人、合計五二九人となっている。

外国人看護師が初めて臨んだ二〇〇八年度の看護師国家試験では、インドネシア人八二人が受験したのに対して合格者はゼロであった。翌年の二〇〇九年度の看護師国家試験ではフィリピン人も加わり、受験者数は二〇〇八年度から三倍以上に伸びて二五四人が受験したが、合格者は三人（インドネシア人二人、フィリピン人一人）のみであった。

二〇〇九年度の看護師国家試験の合格発表直後から、看護師国家試験における外国人の合格者数があまりに少ないことが問題視された。合格者が非常に少ない要因として外国人看護師候補者の日本語能力が挙げられる。そのため、国家試験の日本語の表現や用語を見直すべきではないかとの声が寄せられた。これを受けて厚生労働省は「看護師国家試験における用語に関する有識者検討チーム」を発足させ、二〇一〇年六月二三日に第一回の会合が実施された。第六回の会合を経て、二〇一〇年八月一四日に「検討結果のとりまとめ」が報告された。「検討結果の取りまとめ」の概要は以下の通りである。

図表６－４　外国人看護師の国家試験の合格状況

	インドネシア			フィリピン			ベトナム			３ヵ国合計		
	受験者数	合格者数	合格率	受験者数	合格者数	合格率	受験者数	合格者数	合格率	受験者数	合格者数	合格率
2008年度	82	0	0.0	—	—	—	—	—	—	82	0	0.0
2009年度	195	2	1.0	59	1	1.7	—	—	—	254	3	1.2
2010年度	285	15	5.3	113	1	0.9	—	—	—	398	16	4.0
2011年度	257	34	13.2	158	13	8.2	—	—	—	415	47	11.3
2012年度	173	20	11.6	138	10	7.2	—	—	—	311	30	9.6
2013年度	151	16	10.6	150	16	10.7	—	—	—	301	32	10.6
2014年度	174	11	6.3	163	14	8.6	20	1	5.0	357	26	7.3
2015年度	203	11	5.4	192	22	11.5	34	14	41.2	429	47	11.0
2016年度	218	21	9.6	192	29	15.1	37	15	40.5	447	65	14.5
2017年度	216	29	13.4	185	31	16.8	40	18	45.0	441	78	17.7
2018年度	200	15	7.5	175	31	17.7	48	23	47.9	423	69	16.3
2019年度	196	12	6.1	153	16	10.5	64	18	28.1	413	46	11.1
2020年度	140	17	12.1	111	25	22.5	84	28	33.3	335	70	20.9
累積	2490	203	8.2	1789	209	11.7	327	117	35.8	4606	529	11.5

（出所）厚生労働省「経済連携協定（EPA）に基づく外国人看護師・介護福祉士候補者の受入れ概要」をもとに佐藤が作成した

①平易な用語に置きかえても現場に混乱をきたさないと考えられる用語について

・難解な用語を平易な用語に置き換える。

例：体重増加をきたしやすい→体重が増加しやすい

・難解な漢字にはふりがなを振る。

例：脆弱　→　脆弱（ぜいじゃく）

・主語・述語・目的語を明示する。

例：八〇歳の女性。自宅に長男と二人暮らし。明け方にトイレに……→Aさん（八〇歳・女性）は自宅で長男と二人で暮らしている。Aさんは明け方……

②医学・看護専門用語への対応について

・疾病名への英語の併記

例：糖尿病　→　糖尿病（diabetes mellitus）

二〇一一年二月に実施された二〇一〇年度の看護師国家試験では、インドネシア人とフィリピン人の看護師候補者三九八人が受験し、一六人（インドネシア人一五人、フィリピン人が一人）が合格した。合格率は四・〇パーセントであった。二〇〇九年度と比べて二〇一〇年度の合格者は大幅に増加した。これは、看護師国家試験の日本語の表現を平易なものに置き換え、医学・看護専門用語には英語表記も併記したことが影響していると考えられる。

二〇一一年度の看護師国家試験では四一五人が受験し、四七人（インドネシア人三四人、フィリピン人一三人）が合格、合格率は一一・三パーセントであった。その後も合格は一〇パーセント前後で推移している。直近の二〇二一年二月に行われた二〇二〇年度の看護師国家試験ではインドネシア人、フィリピン人、ベトナム人の看護師候補者三三五人が受験し、七〇人（インドネシア人一七人、フィリピン人二五人、ベトナム人二八人）が合格、合格率は二〇・九パーセントであった。

二〇二〇年度の合格率は外国人看護師の受験が始まった過去一三年で最も高く、初めて二割に達したが、日本人を含む看護師国家試験の合格率は九〇・四パーセントであったことに鑑《かんが》みれば依然として非常に低いといえるだろう。二〇〇八年度から二〇二〇年度の看護師国家試験の受験者数の合計は延べ四六〇六人であるのに対し、合格した者はわずかに五二九人である。合格率はわずか一一・五パーセントにすぎない。

厚生労働省が講じた看護師国家試験の日本語の表現や用語の見直しについても疑問が残る。患者の命を預かる医療現場で交わされる会話は必ずしも平易な日本語だけではないだろう。看護師国家試験では専門用語に英語表記が併記されるため、英語のみを理解して合格できたとしても、医療現場で日本語の専門用語が出てきた際に対応できないだろう。

3　介護福祉士国家試験の低い合格率

次に介護福祉士国家試験の合格状況について見てみる。図表6―5に各年度の介護福祉士国家試験の合格状況を整理した。二〇〇八年度から二〇二〇年度の介護福祉士国家試験の合格者数はインドネシア人が七二三人、フィリピン人が五五五人、ベトナム人が四八四人、合計一七六二人となっている。

直近の二〇二一年三月に行われた二〇二〇年度の介護福祉士国家試験ではインドネシア人、フィリピン人、ベトナム人の介護福祉士候補者九五三人が受験し、四四〇人（インドネシア人一四六人、フィリピン人一三〇人、ベトナム人一六四人）が合格、合格率は四六・二パーセントであった。外国人看護師と比べれば高い合格率であるが、日本人を含む介護福祉士国家試験の合格率は七一・〇パーセントであったことから決して高い合格率とはいえない。なお、外国人の受験への配慮として、全ての漢字にふりがなを付記し、疾病名への英語併記が行われている。また、試験時間は日本人の受験者の一・五倍となっている。

一方、ベトナム人介護福祉士の合格率は九二・一パーセントと非常に高い。これはベトナム人介護福祉士は訪日前に日本語能力試験N３以上を求めており、インドネシアやフィリピンよりも日本語能力の基準が高いことが影響していると考えられる。インドネシア人とフィリピン人介護福祉士の国家試験合格率はそれぞれ三六・五パーセント、三四・七パーセントとかなり低い。

図表６―５　外国人介護福祉士の国家試験の合格状況

	インドネシア			フィリピン			ベトナム			３ヵ国合計		
	受験者数	合格者数	合格率	受験者数	合格者数	合格率	受験者数	合格者数	合格率	受験者数	合格者数	合格率
2011 年度	94	35	37.2	1	1	100.0	—	—	—	95	36	37.9
2012 年度	184	86	46.7	138	42	30.4	—	—	—	322	128	39.8
2013 年度	107	46	43.0	108	32	29.6	—	—	—	215	78	36.3
2014 年度	85	47	55.3	89	31	34.8	—	—	—	174	78	44.8
2015 年度	82	48	58.5	79	34	43.0	—	—	—	161	82	50.9
2016 年度	109	68	62.4	100	36	36.0	—	—	—	209	104	49.8
2017 年度	161	62	38.5	164	62	37.8	95	89	93.7	420	213	50.7
2018 年度	236	78	33.1	236	95	40.3	106	93	87.7	578	266	46.0
2019 年度	293	107	36.5	313	92	29.4	152	138	90.8	758	337	44.5
2020 年度	400	146	36.5	375	130	34.7	178	164	92.1	953	440	46.2
累積	1751	723	41.3	1603	555	34.6	531	484	91.1	3885	1762	45.4

（出所）厚生労働省「介護福祉士国家試験におけるＥＰＡ介護福祉士候補者の試験結果」をもとに佐藤が作成した

4 三年ルール、四年ルール

図表6―1および図表6―2に示した外国人看護師および介護福祉士の受け入れに関するEPAの締結内容の「在留期間等」の部分をあらためて見ると、看護師が「三年が上限」、介護福祉士が「四年が上限」となっている。つまりEPAでは、三年以内に日本語で実施される看護師国家試験、もしくは四年以内に日本語で実施される介護福祉士国家試験に合格できなければ帰国しなければならない。二〇〇八年八月に来日したインドネシア人看護師候補者は、二〇一一年八月にその期限を迎えた。最後のチャンスとなった二〇一〇年度の看護師国家試験では、九一人が受験し一三人が合格した。不合格となった七八人は二〇一一年八月に滞在期限が切れた。

一方、二〇一一年三月一一日、政府は一定の条件に該当した場合に、就労・研修しながら協定に基づく滞在期間中の最後の国家試験の次年度の国家試験合格を目指すことを可能とするため、一年間に限り滞在期間を延長することを認めることを閣議決定した。滞在期間を延長することができる条件は以下のとおりである。

①追加的な滞在期間における就労・研修は協定に基づく受け入れ機関との雇用契約に基づいて行われること。

②候補者本人から平成二三年度の国家試験合格に向けて精励するとの意思が表明されていること。

③受け入れ機関により、平成二三年度の国家試験合格を目指すため、候補者の特性に応じた研修改善計画が組織的に作成されていること。

④受け入れ機関により、平成二三年度の国家試験合格に向けた受け入れ態勢を確保するとともに、上記計画に基づき適切な研修を実施するとの意思が表明されていること。

⑤平成二二年度の国家試験の得点が一定の水準以上の者であること。

二〇一〇年度の看護師国家試験の不合格者七八人のうち、特別に一年間延長が認められる一〇二点以上（三〇〇点満点）だった者は六八人であった。そのうち、実際に一年間滞在を延長した者はわずか二七人、約六割に当たる四一人は帰国した。なお、帰国後も在留資格「短期滞在」で再度入国し、国家試験を受験することは可能である。

二〇一一年一〇月一四日、国家試験に合格できず帰国したインドネシア人看護師を対象にした就職説明会が在インドネシア日本大使館で開かれた。日本の病院での就労経験や日本語能力を生かせる職場に再就職できるように支援するのが目的である。日系企業や病院三四社が参加した。

外国人介護福祉士の場合、介護福祉士候補者として四年間、介護施設での就労・研修が行われ、四年目にようやく介護福祉士国家試験の受験が可能となる。在留期間は四年が上限であることから、実質一回の受験しかできない。不合格でも看護師同様、一年に限り延長が認められるが、それでも受験できる機会は二回しかない。二〇〇八年八月に来日したインドネシア人介護福祉士候補者九四人は二〇一一年度に初めての介護福祉士の国家試験を受験した。合格者は三五人であった。不合格となった五九名は一年に限り滞在延長が認められたが、二回目となった二〇一二年度の介護福祉士国家試験の合格者は一〇人であり、ここでも不合格となった四九人は帰国した。なお、看護師同様、帰国後も在留資格「短期滞在」で再度入国し、国家試験を受験することは可能である。

日本で看護師や介護福祉士になることを目指して三年間または四年間努力してきたにもかかわらず、強制的に帰国させられ、看護師や介護福祉士と関係のない企業に就職するのはあまりにも気の毒である。このような外国人看護師および介護福祉士を出さないようにするためにも、もう一度、受け入れそのものを見直す必要がある。

第五節　コロナ後の展望

本章では外国人看護師および介護福祉士の現状を確認したうえで問題点について明らかにした。日本はこれまでにインドネシア、フィリピン、ベトナムの三か国で六四〇〇人以上もの外国人看護師および介護福祉士を受け入れてきた。しかしながら、外国人看護師および介護福祉士の受け入れには以下の二つの大きな問題があることを指摘した。

①合格率が低すぎる

②三年間（外国人看護師）または四年間（外国人介護福祉士）しか滞在できない

これは、外国人看護師および介護福祉士の受け入れ制度が十分機能していないといわざるを得ない。十分な議論がなされず、制度的にも重大な欠陥があったにもかかわらず、インドネシアやフィリピン、ベトナムからの強い要求をのむ形で外国人看護師の受け入れだけが先行してしまったといえるだろう。一つ例を挙げれば、ベトナムのように、来日前に日本語能力試験N３以上の能力は必須にすべきだったのではないだろうか。

日本看護協会が二〇二〇年一〇月一日から一一月九日にかけて全国の病院八二四九施設で実施した「二〇二〇年病院看護実態調査」（有効回収数三七九七）によると、二〇一九年度の正規雇用看護職員の離職率は一一・五パーセントであり、二〇一八年度の離職率と比べて、〇・八ポイント悪化している。また、二〇一九年度の新卒採用者の離職率は八・六パーセントであり、二〇一八年度と比べて〇・八ポイント悪化している。離職がより深刻になっているが、この調査は新型コロナウイルスが大流行するする前の二〇一九年度の結果である。新型コロナウイルスの大流行を受けて今後、看護師の離職が悪化する可能性もある。

一方、介護労働安定センターが二〇二〇年一〇月一日から一〇月三一日にかけて実施した「介護労働実態調査」（有効回答数二万二一五四）によると二〇一九年一〇月から二〇二〇年九月までの離職率は一四・九パーセントであった。こちらは看護師と異なり前年度と比べ〇・五ポイント改善しており、過去最低の離職率であった。ところが、介護職の不足感を尋ねた設問では六〇・八パーセントが「不足」と回答している。[16] 職種別にみるとホームヘルパーは八〇・一パーセント、介護職員が六六・二パーセントと深刻な状況が見てとれる。

政府は公式に否定しているが、日本人看護師や介護福祉士が不足している状況で外国人看護師や介護福祉士の受け入れが増えれば、結果的に日本人看護師や介護福祉士の不足を外国人看護師や介護福祉士で補うものになる。

本章ではEPAによる外国人看護師や介護福祉士に絞り見てきたが、EPAとは別に就労を目的として日本に入国、在留する外国人は増加しており、政府は外国人の就労促進に向けて取り組んでいる。二〇一七年一一月一日の「外国人の技能実習の適正な実施及び技能実習生の保護に関する法律」（技能実習法）の施行にあわせ、外国人技能実習制度の対象職種に介護職種が追加された。また二〇一八年一二月八日の臨時国会において、「出入国管理及び難民認定法及び法務省設置法の一部を改正する法律」が可決・成立し、在留資格「特定技能」が新設された。「特定技能」は深刻化する人手不足に対応するため、生産性向上や国内人材確保のための取り組みを行ってもなお人材を確保することが困難な状況にある産業上の分野において、一定の専門性・技能を有する外国人材を受け入れる制度であり、二〇一九年四月一日に施行されている。EPAでは否定されていた日本人介護福祉士の不足を外国人福祉士で補う制度が「特定技能」としてすでに行われていることを指摘しなければならない。EPAによる外国人看護師・介護福祉士に見られる問題点を教訓に、外国人労働者の問題を今一度再検討するべきではないだろうか。

新型コロナウイルスの影響で一時的に中断されていたインドネシア、フィリピン、ベトナムの三か国からの看護師および介護福祉士の入国は八月以降、順次再開され、二〇二一年一〇月二一日から二三日の間にフィリピンから看護師や介護福祉士二三四人が入国した。ところが、新型コロナウイルスの新たな変異株「オミクロン株」への警戒から二〇二一年一一月三〇日、すべての外国人の入国を禁止した。外国人看護師および介護福祉士が次、いつ来日できるのかは不透明である。コロナ禍で大きな不安を抱えている日本で働いている外国人看護師や介護福祉士が安心して働けるようサポートしていくことは大前提であるが、制度的な欠陥があり、将来が見通せない外国人看護師や介護福祉士の受け入れを拡大するよりも、まずは日本人看護師や介護福祉士がより働きやすくするために、待遇や職場環境を改善し、離職を防止することが優先されるべきであるだろう。

注

◆1 労働省「第九次雇用対策基本計画」http://www.jil.go.jp/jil/kisya/syokuan/990813_01_sy/990813_01_sy_bessi.html。

◆2 同前。

◆3 河内優子「日本EPAのアジア展開と看護・介護労働の国際化（一）」、『共立女子大学国際学部紀要』（第二九号）、共立女子学園共立女子大学国際学部、二〇一二年。

◆4　岡谷恵子「日比ＥＰＡで来春始動　フィリピン人看護師受け入れ　何が問題となるのか」、『エコノミスト』第八三巻、第一四号、通巻三七四三号、毎日新聞社、二〇〇五年。

◆5　山崎隆志「看護・介護分野における外国人労働者の受け入れ問題」、『レファレンス』（通号六六一号）、国立国会図書館調査及び立法考査局、二〇〇六年。

◆6　外務省「インドネシア経済連携協定の概要」http://www.mofa.go.jp/mofaj/gaiko/fta/j_asean/indonesia/pdfs/gaiyo.pdf によれば、インドネシアは液化天然ガスの最大の供給国であり二二・〇パーセント占めている。また、インドネシアからの輸入の四九・八パーセントが鉱物性燃料であり、天然ガス二四・三パーセント、原油一一・一パーセント、石炭七・三パーセントである。

◆7　厚生労働省「経済上の連携に関する日本国とインドネシア共和国との間の協定に基づく看護及び介護分野におけるインドネシア人看護師等の受入れの実施に関する指針（医政発第〇五一九〇〇一号）」http://www.mhlw.go.jp/bunya/koyou/other21/dl/nyuukoku_kango.pdf および「経済上の連携に関する日本国とフィリピン共和国との間の協定に基づく看護及び介護分野におけるフィリピン人看護師等の受入れの実施に関する指針（医政発第一一〇六〇一二号）」http://www.mhlw.go.jp/bunya/koyou/other07/dl/07-e.pdf を参照のこと。

◆8　二〇一九年度以前はＮ５程度であったが二〇二〇年度からＮ４程度に変更された。

◆9　看護師同様、二〇一九年度以前はＮ５程度であったが二〇二〇年度からＮ４程度に変更された。

◆10　山崎隆志前掲論文。

◆11　同前。

◆12　山本克也「我が国における外国人看護師・介護士の現状と課題」、『季刊社会保障研究』四五巻三号、国立社会保障・人口問題研究所、二〇〇九年。

◆13　加藤文子「外国人看護師受け入れに関する一考察――イギリスと日本の比較検討」、『実践女子大学人間社会学部紀要』第五集、実践女子大学、二〇〇九年。

◆14　同前。

◆15　同前。

◆16　「大いに不足」、「不足」、「やや不足」をあわせた割合である。

第7章　コロナ禍による貧困拡大と最低生活保障の再構築

村田隆史

本章では新型コロナウイルス感染症による貧困拡大と最低生活保障が果たす役割及び課題について、検討していく（以下、新型コロナウイルス感染症による生活への影響をコロナ禍と略す）。コロナ禍の生活への影響は多岐にわたるが、紙幅の制限もあり雇用・労働面と関連する制度（特に最低生活保障と関連するもの）について分析する。◆1

コロナ禍が私たちの生活に影響を与え始めてから、二年が経過しようとしている。「生活に影響を与える」と一言で表すことが困難ほど、あらゆる場面に影響を与えている。生命や健康への影響、普段の生活の制限や新しい行動様式、働き方、それらから発生するストレス、元の生活に戻ることへの渇望や諦めなど、様々な状態や感情が入り混じっている。コロナ禍の生活への影響は一人ひとり異なっており、生活への影響というのは広範に論じられなければならない。しかし、本章では雇用・労働面に与えた影響と関連する制度に焦点を絞る。やはり生活をしていく上で雇用・労働面に与えた影響や賃金（収入）の低下は、多くの世代にとって大きな問題だと考えられるからである。それが格差の拡大だけではなく貧困の拡大につながっており、関連する制度が機能したのかが問われ、今後も問われ続けていくことになる。

コロナ禍によって明らかにされたのは、雇用・労働面と関連する制度の脆弱《ぜいじゃく》性である。一方、コロナ禍固有の問題なのか、既存の制度の問題なのかを見極める必要がある。本書のサブタイトルは「新自由主義をこえて」であるが、そもそもの脆弱性がコロナ禍の影響によって浮き彫りになった、つまりは構造的な問題を抱えていたという視点で検討していく。雇用・労働面と関連する制度の分析は行うが、詳細な数値の変化を追うというよりも「いかなる構造が作られているのか」を重視して分析する。その上で、最低生活保障の再構築に向けたいくつかの課題を示すことにする。

第一節　雇用・労働条件の悪化と最低生活保障としてのセーフティネット

1　雇用・労働条件の悪化

本節ではコロナ禍以前から、いかなる構造的課題を抱えていたのかを分析していく。具体的には雇用・労働条件の悪化、社会保険の適用拡大と雇用形態の相対化、セーフティネットと生活保護制度についてみていく。「新自由主義」の影響を受けているのかは議論があるところだが、本節では構造改革の影響が出始めた二〇〇〇年とコロナ禍前を比較していく。

まずは雇用・労働条件の変化（悪化）についてである。◆2 この間の特徴は正規雇用労働者が減少して非正規雇用労働者が増加したことにある。二〇〇〇年の正規雇用労働者数は、役員を除く全雇用労働者のうち約七四パーセントを占めていた。それが徐々に非正規雇用労働者の割合が増加していき、二〇二〇年には約六三パーセントまで減少している（総務省統計局「労働力調査」）。女性に限定すると、現在では非正規雇用労働者の割合が五〇パーセントを超えている。また、二〇歳～三四歳でみると約三〇パーセントが非正規雇用労働者であり、若年層にも非正規雇用が拡大していることがわかる。非正規雇用といっても、パート、アルバイト、契約社員、派遣社員、嘱託職員と雇用形態が多様化していることも特徴の一つである。

民間企業で働く人々の賃金も減少している。年間平均給与をみると、二〇〇〇年には四六一万であったものが二〇一九年には四三六万円となっている（二〇二〇年は四三三万円）。二〇一二年末の安倍政権によるアベノミクスの成果として「好景気」といわれ、底からの改善傾向にあったことは事実だが、二〇年間でみると賃金は低下している。雇用形態別では正規雇用労働者が五〇三万円、非正規雇用労働者が一七五万円、男女別では男性が五四〇万円、女性が二九六万円であり、雇用形態や性別によって格差が生じていることもわかる（国税庁「民間給与実態統計調査」）。

他にも最低賃金や平均給与の地域間格差、長時間労働の常態化（全ての雇用・労働者で統計をとると減少傾向にあるが正規雇用労働者は数値が横這い）、時間外労働で得る手当を前提にした生活設計など、雇用・労働条件は二〇〇〇年から比べて改善されたとはいえない。

2　社会保険の適用拡大と雇用形態の相対化

正規雇用労働者だからといって生活が安定しているとはいえないが、より不安定な状況に置かれているのが非正規雇用労働者である。二〇〇〇年以降に非正規雇用労働者が増加していく中で、「自己責任」や「自分で選んで非正規雇用になっている人もいる」ことが強調されて、必ずしも改善の対象とされていなかった。その動向が大きく変わるのが「国民の生活が第一」を掲げて、二〇〇九年に政権交代を実現した民主党（当時）中心の連立政権である。非正規雇用労働者の処遇改善といっても内容は多岐にわたるため、ここでは社会保険の適用拡大について着目したい。これは正規雇用と非正規雇用との比較をする際に賃金格差も大きな問題であるが、適用される社会保険の違いも問題視されていたからである。

具体的にみると、年齢を要件とする介護保険制度や雇用形態に関わらず適用される労災保険（労働者災害補償保険）制度は雇用形態との関連はない。それに対して、健康保険制度、厚生年金保険制度、雇用保険制度は雇用条件（週所定労働時間、月額賃金、勤務期間、企業規模など）によって、適用の可否が決められていた。現実はより複雑であるが単純化してしまうと、正規雇用労働者は健康保険、厚生年金、雇用保険が適用されるのに対して、非正規雇用労働者は国民健康保険と国民年金の手続きを自らせねばならず（しかも相対的に保険料負担が重い）、雇用保険も適用されなかった。

それが二〇一〇年の雇用保険法改正によって週所定労働時間二〇時間以上で三一日以上の雇用見込みで適用されることになり（以前は六か月以上の雇用見込みが必要）、二〇一二年には社会保障・税一体改革の法改正の一つとして厚生年金と健康保険の適用範囲が拡大することが決定した。具体的には、①週所定労働時間二〇時間以上、②月額賃金が八・八万円以上、③雇用期間見込みが一年以上、④学生でないこと、⑤従業員が五〇一人以上の会社であることとされた。そして、社会保険の適用拡大は二〇一二年以降の自民党政権下でも継続している。

非正規雇用労働者に対する社会保険の適用拡大は評価できるが、一方で正規雇用と非正規雇用の境目を曖昧《あいまい》にしたともいえる。そもそも、正規雇用労働者は「期間の定めがない」という点で非正規雇用労働者とは異なっているが、正規雇用労働者にとって当たり前だと思われている定期昇給、各種手当、賞与、福利厚生は企業ごとに対応が異なっている。定期昇給、各種手当、賞与がなく非正規雇用労働者と大きくは変わらない正規雇用労働者が存在することも指摘されている（「名ばかり正社員」）。安倍政権下の「働き方改革」でも、非正規雇用労働者の処遇改善は議論されていた。「この国から非正規という言葉を一掃する」、「雇用形態による不合理な待遇差を禁止する同一労働同一賃金を実現する」ということが強調されたが、すでに正規雇用と非正規雇用の雇用形態が相対的なものに過ぎず、全体的に雇用・労働の不安定性が増していたことを表していたといえる。

3　セーフティネット改革と生活保護制度

上記の民主党連立政権の発足とも関連するが、セーフティネット改革も行われている。それ以前の雇用・労働者に対するセーフティネットは、雇用保険制度が中心であった。ただし、雇用保険制度は適用範囲が狭く、給付金額や給付期間も十分ではなかった。本来であれば全ての人にとっての「最後のセーフティネット」である生活保護制度は現役世代には厳格な対応をとっていた。[3]労働市場から雇用保険制度利用への距離、雇用保険制度から生活保護制度利用への距離が離れていたといえる。これに対する批判として、イギリスやドイツの政策を研究し、雇用保険制度と公的扶助制度の有機的な連携や制度の統合（就労支援を含む）が研究者からは提案されていた。[4]

日本においては、二〇〇八年秋のリーマンショック以降への対応として、働く貧困層に対して生活支援と現金給付を行う制度の議論が加速していく。二〇一〇年には「パーソナル・サポート」のモデル事業が開始され、二〇一一年一〇月からは求職者支援制度が開始された。二〇一二年には社会保障審議会「生活支援の在り方に関する特別部会」が設置され、報告書が提出された。この報告書に基づき制度化されたのが、二〇一五年施行の生活困窮者自立支援制度である。これらの改革によって、第一のネットとして社会保険制度（雇用保険制度含む）、第二のネットとして求職者支援制度と生活困窮者自立支援制度、第三のネットとして生活保護制度を整備したというのが厚生労働省

図表7―1　2000年以降の生活保護制度改革（本稿と関連するものを抜粋）

年　月	生活保護制度改革
2005年4月	自立支援プログラムの導入
2007年3月	老齢加算の完全廃止
2009年3月	母子加算の完全廃止（民主党連立政権の樹立に伴い、2009年12月に復活）
2013年8月	生活扶助基準の引き下げ
2013年12月	生活保護法改正（就労による自立の促進、健康・生活面等に着目した支援、不正・不適正受給対策の強化等、医療扶助の適正化）
2015年7月	住宅扶助基準の引き下げ
2015年10月	冬季加算の引き下げ
2018年6月	生活保護法改正（生活保護受給者に対する後発医薬品の使用を原則化、被保護者健康管理支援事業の創設、日常生活支援住居施設の創設、返還債権の非免責債権化と天引き徴収を可能に、進学支援準備金の創設）
2018年10月	生活扶助基準の引き下げ

（注）本文中で求職者支援制度や生活困窮者自立支援制度の動向も書いたが、社会保障審議会では一体的に議論されているため、セーフティネットの研究としては３つのネットをあわせて分析する必要がある

（出所）村田隆史「生活保護改革と自治体行政への影響」、『住民と自治』第668号、2018年、24～25ページに一部加筆

のスタンスである。◆5

セーフティネット改革と合わせて生活保護制度改革も行われた。それ以前の政策動向も含めて図表7―1にまとめているが、二〇〇〇年以降の生活保護制度は基準引き下げと制度運用の厳格化が進められたといえる。◆6リーマンショックの影響で生活保護受給者は急増し、それ以降は横這いないしは微減という状態であった。コロナ禍はこれらセーフティネット改革が機能したか否かを浮き彫りにした。その成果と課題について後述する。

第二節　コロナ禍による雇用・労働条件への影響[7]

1　賃金の低下と生活への影響

新型コロナウイルス感染症の生活への影響については、内閣府が「新型コロナウイルス感染症の影響下における生活意識・行動の変化に関する調査」を継続的に行っている。ここでは、独立行政法人労働政策研究・研修機構のホームページに掲載された「新型コロナウイルス感染症関連情報：新型コロナが雇用・就業・失業に与える影響」を参考に、雇用・労働に与えた影響をみていく。なお、データは更新され続けているが、二〇二〇年一二月までのものを用いる。それはコロナ禍以前（二〇一九年）と比較できることと、二〇二一年のデータの前年同月比は二〇二〇年の極端に低下した時との比較になるため（いかに改善したかをみることはできる）、コロナ禍といった場合には二〇二〇年を分析した方が適切だと考えたためである。[8]

まずは就業者数である。就業者数は二〇二〇年一二月時点で六六六六万人（原数値）である。二〇一九年一二月時点に比べると七一万人減少しており、二〇二〇年四月から九か月連続で減少している。年齢階級別をみると、年代で多少のバラツキはあるものの全ての年代が影響を受けていることがわかる。雇用者数は二〇二〇年一二月時点で五九八四万人（原数値）である。雇用者も二〇一九年一二月時点と比べると五九万人減少しており、二〇二〇年四月から九か月連続で減少している。就業者数と同様の傾向である。就業者数も雇用者数も二〇二〇年下半期は改善傾向にあったが（それでも前年同月比はマイナス）、一一月以降に再度減少している。

次に総実労働時間をみていく。二〇二〇年一二月時点（前年同月比）では、全ての労働者の総実労働時間がマイナス二・四パーセントであり、内訳は所定内労働時間がマイナス二・〇パーセント、所定外労働時間がマイナス七・六パーセントとなっている。下げ幅が大きかったのは、二〇二〇年四月～六月頃であり、所定内労働時間でもマイナス約一〇パーセント、所定外労働時間に関してはマイナス約三〇パーセントとなっている。一般労働者とパートタイム労働者を分けてデータが出されているが、二〇二〇年一二月時点（前年同月比）では一般労働者の所定内労働時間がマイナス二・一パーセント、所定外労働時間がマイナス六・三パーセント、パートタイム労働者の所定内労働時間がマイナス三・五パーセント、所定外労働時間がマイナス一八・五パーセントとなっており、パートタイム労働者に大きな影響があり、以前の労働時間に達していないことがわかる。

労働時間の低下は賃金にも影響を与える。二〇二〇年一二月時点（前年同月比）では、全ての労働者の現金給与総額がマイナス三・二パーセントとなっており、内訳は所定内給与額がマイナス〇・一パーセント、所定外給与額がマイナス八・九パーセントである。こちらも一般労働者とパートタイム労働者のデータが分けて出されているが、二〇二〇年一二月時点（前年同月比）では一般労働者の所定内給与額がマイナス〇・二パーセント、所定外給与額がマイナス八・八パーセント、パートタイム労働者の所定内給与額はプラス一・一パーセント、所定外給与額がマイナス一四・四パーセント、となっている。全ての労働者の給与額が二〇二〇年四月〜六月頃に大幅に減少しているが、同時期にパートタイム労働者の所定外給与額に関してはマイナス三五パーセントに迫るほど減少していた。

上記のことから、雇用・労働面については非正規雇用労働者に大きな影響を与えたことがわかる。非正規雇用労働者の雇用・労働面への影響は労働時間や賃金だけではなく、仕事そのものが失われたということも存在する。二〇二〇年一二月時点（前年同月比）では、非正規の職員・従業員はマイナス八六万人となっている。

2　働き続けることと働くことの困難さ

コロナ禍の雇用・労働面での影響は、働き続けることや新たに働くことも困難にしている。まずは休業者数をみていく。休業者数は二〇二〇年一二月時点で二〇二万人（原数値）である。

非正規の職員・従業員が一一三万人、正規の職員・従業員が八九万人となっている。休業者数のピークもやはり二〇二〇年四月〜六月頃であり、一時期は約六〇〇万人であった。そもそも、非正規雇用労働者よりも正規雇用労働者の方が数は多いが、休業者数になると逆転することも特徴といえる。

次に失業に関する数値をみていく。完全失業者数は二〇二〇年一二月時点で約一九四万人（原数値）である。二〇一九年一二月時点は約一五〇万人であったので、約四五万人増加している。求職理由別完全失業者数をみると、二〇二〇年四月頃から「新たに求職」と「勤め先や事業の都合」が増加傾向にある。特徴的なのは「自発的な離職（自己都合）」である。二〇二〇年四月頃からなだらかな増加傾向であり、「勤め先や事業の都合」が減少傾向になる二〇二〇年一〇月以降に増加して、再度減少傾向になっている。完全失業率も完全失業数と連動している。二〇二〇年一二月時点では三・〇パーセント（季節調整値）であった。二〇一九年一二月時点では二・二パーセント（季節調整値）であったので、約一パーセント増加している。

失業者数の増加は新たに仕事に就くことを困難にする。新規求職申込件数は二〇二〇年一二月時点では約三〇万件（実数）であった。二〇二〇年は六月と一〇月のみ前年同月比が増加であったが、それ以外の一〇か月は減少であった。新規求職申込件数はそもそも二〇一七年に入ってから減少傾向にあった。コロナ禍で大きく減少したというわけではないが、新規求職申込件数が減少傾向になくても求職者が増加すれば、それだけ仕事に就くことが困難になる。新規学卒者を除く全ての雇用形態の有効求人倍率は二〇二〇年一二月時点で一・〇五（季節調整値）まで減少している。パートタイムに限っても一・〇九（季節調整値）である。二〇一九年までは新規学卒者を除く雇用形態で一・五程度、パートタイムに限定すれば一・七程度であった。二〇二一年になって若干の改善傾向はみられるが、二〇一九年までと比べて新たに仕事に就くのが困難になったことは明らかである。

3　緊急時に影響を受ける人々

ここまで雇用・労働面での影響をみてきたが、コロナ禍は「二極化」を加速させたと指摘されている。例えば、富裕層は金融資産の保有額が増加しているし、産業別の業績では陸運業や空運業やサービス業の悪化が目立つのに対して電気機器や化学や情報・通信業は改善傾向にある。もちろん、企業業績が好調であっても労働者の働き方には影響はあるが、業績が悪化した企業に比べると雇用・労働面は守られていると考えられる。

コロナ禍の雇用・労働面への影響はマスメディアでも報じられるし、行政機関やシンクタンクによる実態調査や各種学会や研究会の成果物でも明らかにされている。◆9 各種の実態調査をふまえて、緊急時に影響を受ける人々の問題を考えていく。新型コロナウイルス感染症の影響を受けない雇用・労働者はいないと考えられるが、生活危機という視点からみると、やはり非正規雇用労働者への影響は大きい。また、女性労働者の生活への影響も多く指摘されている。このことはコロナ禍によって初めて起きた問題ではない。そもそも、女性の全労働者のうち半数以上が非正規雇用労働者として働いている。そして、非正規雇用労働者を多く活用しているのはサービス業である。コロナ禍によって、サービス業の業績が急激に悪化し、雇用の調整弁として非正規雇用労働者が使われ、雇い止めされるなどの事態が起きた。緊急時に女性労働者が影響を受けるのは、ある意味で必然だったといえる。

このことは大学生（短大生含む）や専門学校生にも、同様に当てはまる。文部科学省が全国の大学に行った調査では、二〇二〇年四月～一〇月の間に新型コロナウイルス感染症の影響で約一〇〇〇名の学生が退学、約四〇〇〇名の学生が休学したことが判明している。[◆10] この期間の退学・休学者は前年に比べて減少しており、新型コロナウイルス感染症の影響を過度に強調することへの疑問もみられる。各種の減免や経済的給付で学生生活を継続できているのも事実である。しかし、実際に大学生と接していると、アルバイトの時間が減少し生活費を切り詰めている姿を目にすることは多い。また、保護者からの仕送り額が減少しているケースもある。オンライン授業の影響も含めて、やはり学生の生活にも悪影響を及ぼしていると考えてよいだろう。

緊急時に影響を受ける人々は、コロナ禍以前から綱渡りの状態であったといえるかもしれない。非正規雇用労働者としてフルタイムで働いていた、学生をしながらアルバイトで月数万円を稼いでいた、そして、それらの非正規雇用労働者によって支えられていた企業など、その構造自体が異常であったともいえる。

第三節　コロナ禍における「生活を支えるための支援」とセーフティネット

1　コロナ禍における「生活を支えるための支援」

新型コロナウイルス感染症への生活支援対策としては、厚生労働省が「生活を支えるための支援のご案内」をまとめている。対象として個人を想定しているものもあれば、企業に補助や助成をすることによって、そこで働く人々の生活を守ることが想定されているものもある。既存制度の拡充や活用をしているものもあれば、新たに創設された制度もある。

「お金（生活費や事業資金）に困っているとき」は、生活福祉資金貸付制度の緊急小口資金・総合支援資金（生活費）、新型コロナウイルス感染症生活困窮者自立支援資金、低所得の子育て世帯に対する子育て世帯生活支援特別給付金、社会保険料などの猶予、生活困窮者自立支援制度などが紹介されている。「新型コロナウイルスへの感染等により仕事が減少したとき」は、傷病手当金、休業手当、雇用調整助成金、新型コロナウイルス感染症対応休業支援金・給付金、トライアル雇用助成金（新型コロナウイルス感染症対応（短期間）トライアルコース）などがある。他には「お仕事をお探しの場合」、「小学校等の臨時休業等に伴い子どもの世話が必要なとき」、「その他関連情報」がある。

相談窓口一覧についても「仕事について相談したいとき」、「労働問題（解雇・雇止め等）について相談したいとき」、「心の健康について相談したいとき」、「DVや子育ての悩みについて相談したいとき」、「住むところについて相談したいとき」、「生きづらさを感じるなどの様々な悩みについて相談したいとき」、「性犯罪・性暴力について相談したいとき」、「不当な差別、偏見、いじめ等について相談したいとき」、「外国人が新型コロナウイルス感染症の影響で困って相談したいとき」、「どの行政機関に相談したらよいのか分からないとき」と目的別に相談機関を紹介している。

新型コロナウイルス感染症に対する情報発信は他の省庁や自治体でも積極的にされている。そもそも、インターネットを利用していなければアクセスできないし、多くの制度があってわかりづらいという問題点は残されているが、以前よりは情報発信に工夫がされているのも事実である。

2　三つのセーフティネットと最低生活保障

次にセーフティネットがいかなる役割を果たしたのかをみていく。雇用・労働に関する三つのセーフティネットは第一のネット（雇用保険制度）、第二のネット（求職者支援制度、生活困窮者自立支援制度）、第三のネット（生活保護制度）であるが、コロナ禍で大きな役割を果たした生活福祉資金貸付制度も取り上げる。
先述の独立行政法人労働政策研究・研修機構「新型コロナウイルス感染症関連情報：新型コロナが雇用・就業・失業に与える影響」を参考に、雇用保険制度の基本手当受給者実人員（原数値）をみると、二〇一九年一二月は約三九万人で二〇二〇年一二月には約四七万人と増加している。二〇二〇年九月には約五六万人とピークになっている。月ごとに差はあるが、二〇二〇年六月以降は四〇万人以下になることはなく、以前と傾向が異なっている。二〇二〇年一一月以降は五〇万人以下であり、ピークを越えた感はあるものの高い水準を維持している。二〇二〇年一一月以降は五〇万人以下で、雇用保険料引き上げが議論されている。[11]
求職者支援制度については、二〇一二年度の求職者訓練受講者数約九・九万人から利用者数は減少し続けており、二〇一九年度には約二・一万人となっていた。この間の雇用状況の改善が影響しているといわれている。二〇二〇年度は約二・四万人が利用しており、二〇二一年度の利用者数も前年同月比を上回っている。コロナ禍への対応として、制度の対象を拡大していたが、二〇二一年二月にはそれを二〇二一年九月末まで延長することを発表した。[12]
次に生活困窮者自立支援制度である。生活困窮者自立支援制度も求職者支援制度と同様に、コロナ禍の影響が出るまでは二〇一九年度の毎月の新規相談受付件数が約二万件であった。それが二〇二〇年三月には約二・八万件となっており、[13]四月には約九・五万件、五月には約八・六万件と急増した。以降も高水準を維持していた。[14]生活困窮者自立支援制度の中でも活用されているのが住宅確保給付金であり、同制度は離職や休職や廃業などで収入が減少したことによって、住居を失う恐れがある者に対して、家賃相当額を原則三か月（最大九か月）支給するものである。生活困窮者支援の現場で積極的に活用されており、二〇二〇年一二月に厚生労働省は支給期間の延長を決定した。[15]厚生労働省の資料によれば、二〇一九年度には約四〇〇〇件だった支給件数が二〇二〇年四月～一〇月で約一一万件と大幅に増加している。[16]

社会福祉協議会が実施している生活福祉資金貸付制度も既存制度であるが、制度の内容（貸付対象者、貸付上限額、貸付期間、据置期間、償還期限、貸付利子）を拡充して、償還免除などの特例措置を用いながら緊急小口資金と総合支援資金（生活支援費）の積極的な活用が図られている。厚生労働省の資料によれば、生活福祉資金貸付制度の貸付件数は二〇一九年度に約一万件であったのが、二〇二〇年四月～一一月で約一三三万件の貸付が行われたという。同時に相談件数の増加による職員への負担も指摘されている。[17]生活福祉資金貸付制度は特例措置があるとはいえ原則は貸付であり、給付される他の制度とは異なっている。[18]

3　生活保護制度の動向

新型コロナウイルス感染症の影響とリーマンショックの影響による大きな違いは生活保護受給者が増加しているか否かということである。リーマンショックは二〇〇八年末に発生したが、二〇〇八年と二〇〇九年の生活保護受給者数を比較すると、約一七万人（約一五九万人から約一七六万人）増加している。二〇二〇年一二月時点での生活保護受給者数は約二〇五万人であるが、前年と比べて大幅に増加しているわけではない。リーマンショック時とは失業率や有効求人倍率が異なるため単純に比較することはできないが、大きく状況は異なっている。ただし、二〇二一年四月からは生活保護申請件数が二万件に近づいており、なおかつ前年同月比で約一〇パーセント増という状態が続いているので注視する必要がある。[19] 生活保護受給者数が増加していないことの評価については様々あるが、第一のネットと第二のネットが一定程度機能していることは間違いない。特に第二のネットは二〇〇八〜二〇〇九年度には存在していなかった。当時は失業や低所得に陥った場合に生活保護制度を利用せざるを得ない状況であったが、それらの経験を生かして各種セーフティネットが整備されてきたことも事実である。ただし、現状の制度設計でよいのかについては後に検証する。

この間、生活保護制度については様々な動きがあった。厚生労働省のホームページでは「生活保護の申請は国民の権利です。生活保護を必要とする可能性はどなたにでもあるものですので、ためらわずに自治体までご相談ください」と明記された。また、生活保護制度の利用を阻害する要因として指摘され続けてきた「扶養照会」についても、田村憲久厚生労働大臣（当時）が「扶養照会は義務ではない」と国会答弁している。評価の分かれるところではあるが、菅義偉内閣総理大臣（当時）も「最終的には生活保護」と国会答弁をしており、最後のセーフティネットとしての重要性は再認識された。しかし、このことによって生活保護制度が利用しやすくなっているかというと別問題である。そもそも、生活保護制度を利用するのは精神的・物理的ハードルが高いといわれている。また、福祉事務所の窓口で生活保護申請を望んでいるにもかかわらず、申請に至らない「水際作戦」の存在も未だに報告されている。[20]本当の意味での最後のセーフティネットとして機能させる必要がある。

第四節　最低生活保障の再構築に向けた課題

1　最低生活保障原理なきセーフティネット

ここまで、コロナ禍以前に雇用・労働面での脆弱な構造がつくられていたこと、そしてコロナ禍が雇用・労働面と関連する制度（特に最低生活保障と関連するもの）に与えた影響を分析してきた。本章のタイトルである「最低生活保障の再構築」に向けて、解決すべき課題を提起したい。

三つのセーフティネットの大きな課題は最低生活保障原理がないということである。これは以前から筆者が指摘し続けてきたことである。[21]第一のネットである雇用保険制度の基本手当は従前所得保障を原則としている。具体的には、離職した日の直前六か月に支払われていた賃金日額の五〇～

八〇パーセントが基本手当日額として支給される。賃金日額が一定水準以上であり、結果的に生活保護基準を上回れば問題はないが、元々得ていた賃金額が低ければ、雇用保険制度の基本手当は支給されているけれど生活保護基準以下の生活を強いられる可能性もある。そもそも受給要件も定められているし、年齢や適用期間によって異なっているが支給期間は九〇日～三六〇日と限られている。

第二のネットである求職者支援制度は、月一〇万円の現金給付を受けながら職業訓練を受講できる制度であるが、一〇万円では生活保護基準以下の生活水準になることもある。生活困窮者自立支援制度の自立相談支援事業は、他の制度も組み合わせながら自立生活を支えていくものであり、これ自体に現金給付はない。また、住宅確保給付金は、現金給付であるが家賃相当額で期限も限られている。生活福祉資金貸付制度についても、制度の利用方法によっては生活保護基準を上回るかもしれないが基準以下であることが多いし、何よりも貸付制度である。

今回は第一のネットと第二のネットが一定程度機能したと前述したが、第一のネットと第二のネットが第三のネット（最後のセーフティネット）である生活保護基準を下回っており、制度設計に問題がある。また、各種制度の現金給付が生活保護制度を下回っているということは、生活保護基準以下の人々を発生させることになる。第一のネットと第二のネットは利用できる人に行きわたった上で、給付水準も生活保護基準を上回るものでなければならない。

2　生活保護制度の構造的課題

図表7―1（二四四ページ）に示したが、二〇〇〇年以降に生活保護基準引き下げが何度か行われた。その都度、厚生労働省内に委員会が設置されているが、基準引き下げの基本的な構図は「一般低所得世帯との均衡」を理由としている。「均衡」が引き下げを意味するものではないが、日本の生活保護制度では、制度を利用できるにもかかわらず、何らかの理由で利用に至っていない「漏救」が存在することはよく知られている。そのため、「一般低所得世帯との均衡」は基準引き下げに直結することになる。[22] 生活保護基準が引き下げられれば、制度を利用できる人が減少する。同時に、以前までの基準であれば利用できたができなくなった人々や基準ギリギリのボーダーライン層を増加させる。ボーダーライン層の増加は生活保護受給者に対して厳しい目を向けさせることになり、「一般低所得世帯との均衡」がより厳密に議論されることになる。生活保護基準引き下げの構造は図表7―2のとおりである。

生活保護基準の引き下げは、制度受給者やボーダーライン層の生活に影響するだけではない。生活保護基準は、就学援助制度、生活福祉資金貸付制度、社会保険の保険料や利用料の減免、住民税の非課税限度区、最低賃金などに利用されている。生活保護基準引き下げは社会保障水準の引き下げにつながるので、セーフティネットを構築する際には十分に留意されなければならない。今回の

図表7―2　生活保護基準引き下げの構造

日常的な生活保護制度の運用 ⇒一般扶助主義が徹底されない ⇒制度を利用することへの忌避感 ⇒「漏救」の発生 ⇒生活保護世帯より低所得の世帯が存在 ⇒両世帯の比較で、生活保護基準引き下げが決定 ⇒生活保護バッシングなどにより、引き下げが支持される

（出所）筆者作成

三つのセーフティネットでいえば、第一のネットと第二のネットで保障される水準を生活保護基準以上にするか、一般扶助主義を徹底して生活保護制度から漏救をなくすしかない。

生活保護制度固有の問題もある。生活保護法第四条の補足性の原理に基づいて行われる扶養照会もその一つである。補足性の原理では能力や資産などの「あらゆるものを活用」することを求められているが、時代に合った運用が必要である。ただでさえ生活保護制度の受給に関してはスティグマ（恥辱感）を伴うことが多く、いかに利用しやすい制度にしていくのかと議論していかなければならない。それは広報から申請、受給後の手続きまで全てにおいてである。また、生活保護費の総額は約三・七兆円であるが、その半分は医療扶助費が占めている。これは医療保険制度が機能していない証左であり、医療保険制度の適用か無料低額診療事業の活用が必要なのではないか。介護扶助の利用者が増加傾向にあるが、同様のことがいえる。

生活保護制度は最後のセーフティネットとして、誰もが利用しやすい確固たるネットでなくてはならない。そのためにも、制度運用面で改善できる点も多く制度を活用しきった上で、社会保障体系における生活保護制度の位置づけ（他の制度が最低生活保障水準を上回るような制度設計）を検討していく必要がある。

3　基本原理の再構築の必要性

ここまで、コロナ禍における貧困拡大と最低生活保障の再構築に向けた課題について論じてきた。雇用・労働面を中心とした実態と具体的な制度・政策を中心に分析してきたが、その制度・政策を支える基本原理について考えたい。本書のサブタイトルにもある「新自由主義」と関連しているためである。

厚生労働省は新型コロナウイルス感染症対策として、「生活を支えるための支援」の各種制度を紹介している。新型コロナウイルス感染症対策に限ったことではないが、今日の社会保障制度に関しては「支援」が強調され、「保障」や「補償」は軽視される傾向にある。[23]「支援」というのは「力を貸して助ける」という意味である。それに対して「保障」とは「ある状態が損なわれないように保護し守ること」という意味である。「補償」はより責任主体が明らかになっている。

コロナ禍の雇用・労働面への影響に対して、自力で生活を立て直すことを「支援」するのか、生活を「保障」するのかというのは大きな違いである。二〇一二年制定の社会保障制度改革推進法によって定義された「自助・共助・公助」論や「国民相互及び家族相互の助け合い」も同様であるが、

「支援」では国や自治体が生活に苦しむ市民に対して、責任を持って生活保障するつもりがないことを明示しているのに等しい。◆24

また、生活を支えるといった場合に何をどのように支えるのかという問題も制度・政策の技術的な問題にみえるが、基本原理に関わるものである。つまり、個人の生活を支えることを重視するのか、それとも企業活動を支えることによって個人の生活を支えるのかということである。個人の生活を支えるのであれ企業活動を支えるのであれ、一律給付が望ましいのか対象を限定した方がよいのかも、各種制度・政策を実施するたびに問われた。

新型コロナウイルス感染症の対策はコロナ禍固有の問題でもあったが、社会保障の基本原理をあらためて問われることでもあった。個人の生活を公的責任において保障するという視点が最も重要であり、それを実現することこそ「新自由主義」や今日の社会保障「改革」に対抗する基本に据えられなければならない。

◆注

◆1　本稿執筆の予備作業として、村田隆史「深刻化する貧困問題と生活支援システムの課題」、『国民医療』№350、二〇二一年、二〜九ページで分析を行った。その後の情勢の変化と本書執筆メンバーとの議論をふまえて、加筆・修正はしているが、一部内容が重複していることをお断りしておく。

◆2　本稿を執筆するにあたってデータは行政資料を参考にしているが、雇用・労働政策に対する評価などは熊沢誠『格差社会ニッポンで働くということ――雇用と労働のゆくえをみつめて』岩波書店、二〇〇七年、後藤道夫・布川日佐史・福祉国家構想研究会編『失業・半失業者が暮らせる制度の構築――雇用崩壊からの脱却』大月書店、二〇一三年、伍賀一道『「非正規大国」日本の雇用と労働』新日本出版社、二〇一四年、を参考にしている。

◆3　後藤道夫「第2章　最低生活保障と労働市場」、竹内章郎・中西新太郎・後藤道夫・小池直人・吉崎祥司『平等主義が福祉をすくう――脱〈自己責任＝格差社会〉の理論』青木書店、二〇〇五年、四七～一〇四ページ。

◆4　例えば、丸谷浩介「イギリス社会保障給付とワークインセンティヴ――一九九五年求職者法を中心に」、『九大法学』第七四号、一九九七年、一～三四ページ、武田公子「ドイツにおける社会扶助と就労支援」、『医療・福祉研究』第一八号、二〇〇九年、六二～七一ページなど。

◆5　この間の政策動向については、鈴木忠義「第1節　生活困窮者自立支援制度」、一般社団法人日本ソーシャルワーク教育学校連盟編『最新社会福祉士養成講座　4貧困に対する支援』中央法規出版、二〇二一年、一二四～一四三ページを参照。

◆6　村田隆史「生活保護改革と自治体行政への影響」、『住民と自治』第六六八号、二〇一八年、二四～二七ページ。

◆7　雇用・労働関係の詳細な分析は伍賀一道「コロナ禍で雇用・失業、働き方はどうなっているか」、『経済』第三一三号、二〇二一年、一六〜二六ページが参考になる。

◆8　独立行政法人労働政策研究・研修機構ホームページ「新型コロナウイルス感染症関連情報：新型コロナが雇用・就業・失業に与える影響」（二〇二一年一一月二三日最終閲覧）。必要に応じて、総務省統計局「労働力調査（基本集計）」や厚生労働省「毎月勤労統計調査」を参照している。

◆9　これまで引用してきた調査の他にも、例えばコロナ下の女性への影響と課題に関する研究会『コロナ下の女性への影響と課題に関する研究会報告書――誰一人取り残さないポストコロナの社会へ』二〇二一年、梅屋真一郎・武田佳奈「コロナ禍で急増する女性の『実質的失業』と『支援からの孤立』――新型コロナの影響でシフトが減ったパート・アルバイト女性に関する調査」、株式会社野村総合研究所未来創発センター第三〇二回NRIメディアフォーラム資料、二〇二一年、などがある。学会や研究会も各専門分野の視点から、新型コロナウイルス感染症の影響をまとめている。

◆10　朝日新聞デジタル二〇二〇年一二月一八日付。新型コロナウイルス感染症の学生への影響は文部科学省を中心に継続的な調査が行われている。ここでは休学・退学を取り上げたが、長期的な視点での影響を分析する必要がある。

◆11　毎日新聞デジタル二〇二一年一一月二五日付。

◆12　厚生労働省ホームページ「求職者支援制度のご案内」（二〇二一年一一月二〇日最終閲覧）。

◆13　厚生労働省ホームページ「生活困窮者自立支援制度」。（二〇二一年一一月二〇日最終閲覧）。

◆14　読売新聞オンライン二〇二〇年一二月二〇日付。

◆15　厚生労働省ホームページ「生活困窮者自立支援制度」（二〇二一年一一月二〇日最終閲覧）。
◆16　二〇二〇年一二月一七日に開催された社会保障審議会生活困窮者自立支援及び生活保護部会（第一三回）資料2「生活困窮者自立支援における新型コロナウイルス感染症の影響と対応について」。
◆17　同上。
◆18　二〇二一年一二月に開催された貧困研究会の第一四回研究大会の共通論題は「要件化・貸付化する貧困対策」である。貧困対策に限らず、社会保障制度において給付か貸付かは大きな違いであり、今後も政策動向を注視する必要がある。
◆19　共同通信社配信、二〇二一年一一月一〇日付。
◆20　みわよしこ「生活保護の申請をよしとしない役所の『水際作戦』に、立ち向かう手立て」、DIAMOND Online二〇二〇年一二月一八日付。生活困窮者支援の現場でも「水際作戦」の実態が報告されている。
◆21　村田隆史「失業がもたらす貧困と社会保障制度の果たす役割」、『国民医療』No.337、二〇一八年、四六～五四ページ。
◆22　村田隆史「生活保護と生活困窮者支援制度」、芝田英昭・鶴田禎人・村田隆史編『新版　基礎から学ぶ社会保障』自治体研究社、二〇一九年、一八七～一九五ページ。
◆23　井上英夫「新型コロナウイルス感染症と人権――健康権と住み続ける権利を中心に」、『労働法律旬報』No.1969、二〇二〇年、六～一五ページ。

◆24　村田隆史「社会保障の基本原理と憲法25条――『自助・共助・公助』論の批判的検討」、『医療・福祉研究』第二五号、二〇一六年、九～一五ページ。

第8章 「全世代型社会保障改革」への対抗と社会保障・労働改革

林 泰則

二〇二一年一〇月八日、岸田文雄首相は、臨時国会冒頭の所信表明演説でこれまで安倍・菅政権のもとで推進されてきた全世代型社会保障改革を継承することを明言した。

「全世代型社会保障」がまとまった形で示されたのは二〇一三年に発表された社会保障制度改革国民会議の報告書であり、全世代型社会保障改革は、「社会保障の機能強化」と消費税の引き上げを抱き合わせにした社会保障・税一体改革としてスタートした。さらにその後の経過の中で、主に高齢者に焦点を当てた雇用制度と社会保障との一体的な改革として仕立て直され、働き方の見直しに合わせて社会保障を変えていく流れがつくられている。

本章では、全世代型社会保障改革の経過・概要の整理を通して、「全世代型」という言葉に込められた改革の本質を明らかにするとともに、それをふまえた対抗構想・政策課題について検討したい。紙幅の関係から、医療・介護等各分野の詳細については、本書各章をご参照願えればと思う。

第一節　全世代型社会保障改革をめぐる経緯
――「全世代型」という〝冠〟に込められた政策課題

1　「全世代型」の二つの意味とその背景

「ゆりかごから墓場まで」という表現に象徴されるように、そもそも社会保障は全ての世代を対象としたものである。にもかかわらず、あえて「全世代型」という〝冠〟を付している点に、この全世代型社会保障改革のねらいが集約されている。

一つは、世代間の給付と負担の公平性を確保すると言いながら、実際は給付と負担の損得勘定による世代間の対立を煽《あお》り、最終的にはすべての世代にわたって社会保障の削減を推進すること、二つめに、社会保障改革と、特に高齢者に照準を当てた雇用改革を一体的に進め、「低コスト」な働き方（働かせ方）を全世代に広げ、それに合わせて社会保障をつくり変えていくことである。

これらの改革は二つの〝未来予測〟を背景とする。第一に今後いっそう進展する高齢化、特に医療・介護費用が急増する後期高齢者の増加である。団塊の世代が七五歳に順次到達していく二〇二二～二四年を視野に入れ、二〇二五年を目途に、医療・介護・年金等の保険制度や医療・介護提供体制の見直しを確実に実施することで公的給付を抑制する仕組みをつくりあげる。第二は、今後予測される人口減少、とりわけ生産年齢人口の減少である。二〇四〇年には医療・福祉従事者の必要数が全就業人口の二割近くに達するという予測のもとで、働き方の見直しや予防対策の強化、医療・介護の生産性の向上（少ないスタッフでケアにあたる環境整備）を進め、働き手の確保と医療・福祉需要の抑制、医療・介護現場の「効率化・合理化」を推進する。

2　社会保障・税一体改革としてスタート

(1) 社会保障制度改革国民会議「報告書」と社会保障・税一体改革

全世代型社会保障改革の基本的な考え方・骨格は、二〇一三年八月に公表された社会保障制度改革国民会議報告書「確かな社会保障を将来世代に伝えるための道筋」において示された。報告書は、現在の社会保障が、「現役世代の給付が少なく、給付は高齢世代中心、負担は現役世代中心」となっていると特徴づけた上で、「全ての世代に安心感と納得感が得られる」よう、「給付と負担の両面で世代間・世代内の公平性を確保」し、「全世代がその能力に応じて支え合う全世代型社会保障とすることが必要」と述べた。

この全世代型社会保障改革は、新自由主義を土台に「聖域なき改革」を断行した二〇〇〇年代の小泉構造改革とひと続きのものである。公的給付削減一辺倒の小泉構造改革によって格差・貧困、生活困難が深刻化する中、その事態の打開を迫られた福田政権、麻生政権が「社会保障の機能強化」を打ち出し、さらにそのための財源確保を理由とした消費税増税のレールを敷いた。この社会保障と税（消費税）を一体的に改革する方針は、その後の民主党政権のもとで「大綱」としてとりまとめられることになるが、社会保障制度改革国民会議報告書は、それを前提とした社会保障制度改革の基本方針を示す役回りを担うものだった。◆1

このような経緯をたどり、全世代型社会保障改革は「社会保障・税一体改革」としてスタートすることになる。このうち消費税については、安倍政権のもとで五パーセントから八パーセントへ（二〇一四年四月）、さらに一〇パーセント（二〇一九年一〇月）へと二段階に分けて引き上げが行われた。一方、社会保障改革については、二〇一三年一二月に「持続可能な社会保障制度の確立を図るための改革の推進に関する法律」（プログラム法）が制定され、従来の社会保障領域（医療、介護、年金）に「少子化対策」を加えた「社会保障四領域」について改革の基本方針が示された。

(2) 社会保障改革の経過——給付と負担、医療・介護提供体制

改革の柱の一つは、医療、介護、年金関係法の「改正」等による給付と負担の見直しである。医療では、受診時の窓口負担の数次にわたる引き上げ、国保の保険料引き上げと都道府県単位化、診療報酬（全体）の引き下げ、介護では利用料二割・三割負担の導入、特別養護老人ホームの入所制限、介護報酬の削減・適正化、年金ではマクロ経済スライドの発動や特例水準の解消等による大幅

な受給水準の切り下げなどが断行されてきた。

もう一つの柱は、医療・介護提供体制の再編である。二〇一四年六月に制定された医療介護総合確保法に基づき、全ての都道府県に対して、二〇二五年達成を目標とする入院病床の機能再編・削減計画（地域医療構想）の策定を義務づけ、その推進のために知事の権限強化や再編・統合対象となる公立・公的病院名の公表等の対策が講じられてきた。同時にそれを先導する形で、診療報酬改定を通して「七対一看護」など急性期病床の削減が進められてきた。こうした病床削減の受け皿とされたのが地域包括ケアシステムであり、介護保険は地域包括ケア構想に合わせて給付の重点化（中重度へのシフト、医療的ケアの重視、軽度給付の縮小・切り捨て）が図られてきた。

その結果、二〇一四〜二〇二一年度予算編成における社会保障費は、自然増分だけで一・七兆円、全体で三・八兆円の削減となった。社会保障・税一体改革が掲げた「社会保障の機能強化」とは消費税増税のための方便にすぎず、逆に社会保障は大きく後退・劣化してきた。

(3) 消費税を財源とした少子化対策

ここで社会保障四領域の一つとされた少子化対策にもふれておきたい。安倍政権は、二〇一七年一二月に発表した「新しい経済政策パッケージ」（人づくり革命）の中で、社会保障・税一体改革のもとで実施された消費税一〇パーセント化による増税分の使途を変更し、保育・幼児教育無償化（三〜五歳の無償化、〇〜二歳は所得に応じて無償化）、住民税非課税世帯を対象とした高等教育の無償化と給付型奨学金の拡充、介護職の処遇改善（特定処遇改善加算の新設）に充てた。

しかし、教育の無償化はいずれも所得制限付きで選別主義的な性格をもち、介護職の処遇改善では、一部のサービス事業を加算の対象から外し、また介護報酬に加算として上乗せしたため、利用料負担の増大を伴うものとなった。

(4) 土台としての社会保障制度改革推進法

これら一連の改革の土台に位置しているのが、二〇一二年六月、当時の民主党政権のもとで、民主・自民・公明の三党合意（自民党が主導）によって制定された社会保障制度改革推進法である（前出の社会保障制度改革国民会議はこの推進法を根拠に設置された）。後に詳しくふれるが、社会保障制度改革推進法は、社会保障に対する国の責任を否定した社会保障制度〈解体〉推進法といってよい。この法律が、安倍政権下で具体的に着手され、菅政権に引き継がれ、さらに岸田政権が継承すると宣言した全世代型社会保障改革の起点となっている。

3 雇用制度との一体改革へ

「全世代型」に込められたもう一つのねらいは、社会保障改革を雇用改革と組み合わせて推進する点にある。

（1）経済・財政一体改革（骨太方針二〇一五）と一億総活躍構想

安倍政権は、二〇一五年の「骨太方針」において「経済・財政一体改革」の方針を新たに示した。「経済財政再生計画」が策定され、医療、介護、生活保護、雇用保険に関わる改革課題を列挙した「社会保障改革四四項目」が盛り込まれた。さらに、項目ごとに見直しの内容や達成期限を記載した「改革工程表」が策定され、それに基づいて改革を推進する手法がこの時期に確立する。

二〇一六年六月には、「ニッポン一億総活躍プラン」が閣議決定され、「活躍」が、政府が推進する改革の基本コンセプトに据えられた。一億総活躍社会とは、「誰もが活躍できる、いわば全員参加型の社会」と定義され、ニッポン一億総活躍プランは、「単なる社会政策ではなく、究極の成長戦略」とされた。そして、「最大のチャレンジは働き方改革」とした上で、「同一労働同一賃金」「長時間労働の是正」と合わせて「高齢者の就労促進」を課題に挙げた。

二〇一七年一二月、安倍首相が議長を務める人生一〇〇年時代構想会議が「中間報告」を発表し、全世代型社会保障への転換を図る鍵は「人づくり革命」であり、「人づくり革命なしには一億総活躍社会をつくりあげることは出来ない」と強調した。同会議は翌一八年四月に「人づくり革命基本構想」を発表し、前述した「新たな経済政策パッケージ」が示した課題に加え、高齢者の就業促進を太く打ち出した。

(2) 社会保障と雇用の一体改革――生涯現役社会の実現と「二〇四〇年スキーム」

二〇一八年九月、自民党総裁選を目前に控えた安倍首相がメディアのインタビューに応え、「全ての世代が安心できる社会保障制度に向けて三年かけて大改革を行う」、具体的には、「一年かけて生涯現役時代に向けた雇用改革を断行」し、「次の二年をかけて医療・年金など社会保障制度全般にわたる改革を実施」すると述べた。[2] 翌一〇月の内閣改造の際には、経済再生相との兼務による「全世代型社会保障担当相」を創設した。それを前後して、経産省産業構造審議会が設置した二〇五〇経済社会構造部会が初会合で「全ての世代がエイジフリーで活躍できる健康長寿・生涯現役社会の実現」を打ち出し、その動きに対抗するかのように厚労省が「二〇四〇年を展望した社会保障・働き方改革本部」を立ち上げ、「多様な就労・社会参加」「健康寿命の延伸」「医療・福祉サービス改革」「給付と負担の見直し」の四点を柱とする、いわゆる「二〇四〇年スキーム」(二〇四〇年を展望し、誰もがより長く元気に活躍できる社会の実現)の骨格を提示した。[3]

同年一二月に示された「改革工程表二〇一八年版」では、社会保障の項目立てが再編され、「予防・健康づくりの推進」「多様な就労・社会参加」「医療・福祉サービス改革」「給付と負担の見直し」「再生計画の改革工程表の全四四項目の着実な推進」の五つの柱に整理された。二〇一九年五月には、厚労省が「二〇四〇年スキーム」に沿った「健康寿命延伸プラン」「医療福祉サービス改革プラン」などの個別政策を示した。「二〇四〇年スキーム」の骨子は以下のとおりである。

◎多様な就労・社会参加＝雇用・年金制度の改革
•七〇歳までの就業機会の確保、就職氷河期世代への支援
•中途採用の拡大や副業・兼業の促進
•地域共生・地域の支え合い
•人生一〇〇年時代に向けた年金制度改革
◎健康寿命の延伸（健康寿命延伸プラン）
•二〇四〇年までに健康寿命を男女ともに三年以上延長し七五歳以上に
•健康無関心層へのアプローチ強化と地域・保険者間の格差解消により、生活習慣形成、疾病・重症化予防、介護予防・フレイル対策の取り組み推進
◎医療・福祉サービス改革（医療・福祉サービス改革プラン）
•二〇四〇年時点で単位時間当たりのサービス提供を五パーセント（医師は七パーセント）以上改善
•そのための四つのアプローチ（タスクシフト、組織マネジメント改革、経営の大規模化・協働化）。
◎給付と負担の見直し等による社会保障の持続可能性の確保＝引き続き取り組む政策課題

「二〇四〇年スキーム」が示した課題は、第一に、高齢者が長く、元気で働き続けられる条件整備である。ただし推奨されている働き方は「雇用」ではなく「就業」（七〇歳までの「就業」機会の

確保）であり、働くことを前提とした年金制度の見直し（人生一〇〇年時代に向けた年金制度改革）とセットで推進する。合わせて、健康寿命を延ばすよう高齢者・国民に行動変容を促し、予防・健康づくりへの参画を求める。しかしここには、労災が多発している高齢者の劣悪な労働環境や、低年金状態が固定化されている実態への言及はない。また、健康寿命の延伸に向けた予防対策は、そもそも健康権保障の観点を欠いており、健康の自己責任論を下敷きにしたものである。

第二に、高齢化に伴い増大が見込まれる医療・福祉需要に対して、医療・福祉現場の「生産性の向上」を追求し、増員によらずに担い手不足を乗り切っていくことが可能となる体制をつくりあげる。ここでいう「生産性」の考え方は製造業と同様のものと説明されており、生産性五パーセント向上などの数値目標が掲げられているが、こうした企業の発想を人権保障を使命とする医療や福祉の現場に持ち込むことはまったくの筋違いである。

第三に、「給付と負担の見直し」に関わる改革課題の提示は先送りとされた。しかし、これはこれまでの給付削減・負担増路線を是正することを当然意味しない。特に、今後の改革の本丸は医療とされており、七五歳以上の医療費窓口負担の引き上げをはじめとする課題は、後述する全世代型社会保障検討会議において具体化されていくことになる。

第二節　全世代型社会保障検討会議の三つの報告書と改革の推進

以上の課題を具体的に進めていくために、二〇一九年九月、安倍首相は、政府内に全世代型社会保障検討会議を立ち上げた。メンバーは、首相を議長に、財界のツートップ（経団連・経済同友会会長）が加わり、経済財政諮問会議、財政制度等審議会、社会保障審議会等の主要な委員が脇を固める一方、医療・介護分野の関係団体、当事者団体は除外された。計一二回の会合で、「年金」「労働」「医療」「予防・介護」「少子化対策」「コロナ感染症対策」をテーマに、「中間報告」（二〇一九年一二月）、「第二次中間報告」（二〇二〇年六月）、さらに菅政権のもとで「全世代型社会保障改革の方針（以下、最終報告）」（二〇二〇年一二月）の三本の報告書がとりまとめられた。

これらの報告書は、これまで政府が示してきた改革課題を全面的に取り扱ったものではない。そのことは、例えば「年金」の支給対象年齢の引き上げや、「介護」の利用料負担の引き上げ等について言及されていないことに示される。三つの報告書は、早期に実施に移すべき課題、推進を加速させる課題をリスト化したものであり、二〇二〇年、二〇二一年度の通常国会での法「改正」等により実施に移された。

1　全世代型社会保障の「基本的考え方」

まず、「中間報告」「最終報告」で示されている改革の「基本的考え方」をみておこう。以下は、ポイントと考えられる箇所の抜粋である。

〈中間報告〉

- 一億総活躍社会を掲げる安倍内閣にとって、全世代型社会保障への改革は最重要課題である。
- 今後は、「高齢者」や「現役世代」についての画一的な捉え方を見直し、生涯現役（エイジフリー）で活躍できる社会を創る必要がある。
- 少しでも多くの方に「支えられる側」ではなく「支える側」として活躍していただくことで、「支える側」と「支えられる側」のバランスを見直していく必要がある。
- 人生一〇〇年時代の到来をチャンスとして前向きに捉えながら、働き方の変化を中心に据えて、年金、医療、介護、社会保障全般にわたる改革を進めることで、現役世代の負担上昇を抑えながら、全ての世代が安心できる社会保障制度を構築する必要がある。
- 改革全般を通じて、自助・共助・公助の適切な役割分担を見直しつつ、大きなリスクに備えるという社会保険制度の重要な役割も踏まえ、年齢ではなく負担能力に応じた負担という視点を徹底していく必要がある。

〈最終報告〉

・菅内閣が目指す社会像は、「自助・共助・公助」そして「絆《きずな》」である。まずは自分でやってみる。そうした国民の創意工夫を大事にしながら、家族や地域で互いに支え合う。そして、最後は国が守ってくれる、セーフティネットがしっかりとある、そのような社会を目指している。

・大きなリスクに備えるという社会保険制度の重要な役割を踏まえて、社会保障各制度の見直しを行うことを通じて、全ての世代の方々が安心できる社会保障制度を構築し、次の世代に引き継いでいく。

・このような改革に取り組むことで、現役世代への給付が少なく、給付は高齢者中心、負担は現役世代中心というこれまでの社会保障の構造を見直し、切れ目なく全ての世代を対象とするとともに、全ての世代が公平に支え合う「全世代型社会保障」への改革を更に前に進めていく。

以上をつづめていえば、「人生一〇〇年時代」の到来をチャンスととらえ、生涯現役（エイジフリー）で「活躍」できる社会を創り上げる、働き方を見直し、高齢者は「支える側」として元気に働き続け、能力に応じた負担を行い、現役世代の負担の抑制をはかる（働き続ければ負担能力も高くなる）、さらに政府に軽々しく頼らないことを前提に（「自助」や助け合い優先）、働き方の変化に合わせて、年金、医療、介護等の社会保障制度を見直していく、その際は給付と負担のバランスに留意し、制度の中心となる社会保険の対象は政府が判断する「大きなリスク」に限定化していく（リスクの大小を判断するのは政府）――おおむねこのような内容だろうか。全世代型社会保障改革の目的と方向が明瞭に示されている。

2　各領域の改革課題、現在までの進捗状況

次に、報告書が提示している各領域（労働、年金、介護、医療）の改革課題と、それに基づいてこれまでに実施されてきた法「改正」等の動きについてみておきたい。

（1）労働

「中間報告」は、七〇歳までの就業機会の確保、中途採用・経験者採用の促進、兼業・副業の拡大等を課題に挙げた。それに基づき、二〇二〇年度通常国会において高年齢者雇用安定法の「改正」等が実施され、従前の六五歳までの雇用確保措置に加え、六五歳から七〇歳までの「雇用」もしくは「就業」の確保を図る努力義務を企業に課した。具体的には、七〇歳までの定年引き上げ、定年制の廃止、七〇歳までの継続雇用制度の導入等であり、それらに加えて、子会社・関連会社以外の企業への再就職制度を盛り込んだ。

注意を要するのは、この法「改正」が想定している高齢者の働き方が必ずしも雇用契約によるものを意味していないことである。一定の要件を満たせば「就業確保措置」、すなわち「雇用」では

なく、委託契約、あるいは事業主が委託もしくは出資等を行う社会貢献事業での有償ボランティアでもよいとされており、労働法による最低賃金規制や労働時間規制、労災補償等が及ばない「就業」という「低コスト」な働き方を広げていく。さらに新たに追加された「子会社・関連会社以外の企業への再就職制度」の目的は派遣労働への転換である。六〇歳以上の退職者を派遣化して雇い戻す措置であり、高齢者をさらなる不安定雇用に追い込むものである。

(2) 年金

「中間報告」において、受給開始年齢の選択肢、厚生年金(被用者保険)の適用範囲、在職老齢年金制度等の見直しが課題とされ、二〇二〇年度通常国会で国民年金法等の「改正」が行われた。主な内容は、老齢年金の受給開始時期の選択肢を七五歳まで拡大、在職老齢年金制度について支給停止が開始される額の引き上げ(二八万円から四七万円へ)、短時間雇用労働者への厚生年金(被用者保険)適用の段階的な拡大等である。

受給開始年齢については、原則六五歳からになっている受給を遅らせるごとに受給額が増えると喧伝《けんでん》されていたが、国会審議の中で、例えば七五歳で受給した人の場合、増加する住民税・所得税等の負担額を差し引いた実際の受領額をみると、六五歳から受け取り始めた人と同程度の年金額になるのは九〇歳〇か月である等の問題が判明した。厚生年金の適用範囲拡大では、非正規労働者の七割が国民年金であることや中小企業が重い保険料負担に苦悩している現状に対する対策は課題に挙がっていない。

(3) 介護

「中間報告」は、保険者努力支援制度、保険者機能強化推進交付金制度等の財政インセンティブの抜本強化、エビデンスに基づく政策促進としてデータを活用した予防・健康づくりや、ロボット、ICTの導入による効率的な介護提供体制の構築を挙げた。「第二次中間報告」では、介護サービスの効果を測定するためのビッグデータ整備、テクノロジーの活用を課題とした。

財政インセンティブ政策は、政府が作成した評価指標に対する各保険者の到達度(成績)に応じて交付金を傾斜配分するものだが、ケアプランチェック等の給付「適正化」事業に係る項目もふくまれていることから、その強化は、給付の削減を保険者に競わせ、保険者機能をいっそう歪めていく危険性がある。テクノロジーやデータの活用は二〇二一年度介護報酬改定で本格的に導入された。施設内の全床に見守り機器(センサー)を導入した場合の夜間人員配置基準が緩和されたが(例えば利用者数二六人〜六〇人の場合、「二人以上」から「一・六人以上」へ)、機械を人に代替させることによる、増員によらない人手不足解消策であり、今後の政府の介護人材政策を方向づける点で重大である。[4] データベース(LIFE)の活用を前提にした「科学的介護の推進」は、データの偏重による介護の専門性に対する一面的評価をもたらす危険性を否定できない。さらにデータを通して介護事業所の質を統制することが可能となり、利用料の引き上げなど短期的に効果が現れる給付削減策に加え、中長期的な効果を見込んだ新たな給付抑制政策につながる恐れがある。

（4）医療

「医療」は社会保障改革の「本丸」と位置づけられ、とりわけ後期高齢者の医療費窓口負担問題は、「二〇四〇年スキーム」において先送りされた「給付と負担の見直し」の重点課題とされた。「中間報告」では「大きなリスクをしっかり支えられる公的保険制度のあり方」が検討課題として明記され、「最終報告」において、地域医療構想の基本的な枠組みを維持し財政支援を行うこと、外来機能報告制度の創設、紹介患者への外来を基本とする医療機関の明確化、紹介状なく外来受診した場合に定額負担を課す医療機関の対象拡大、さらに後期高齢者医療の自己負担のあり方などが課題とされた。

このうち、病床機能再編支援事業、外来機能報告制度の導入等に関して二〇二一年度通常国会で医療法等「改正」案が成立した（第一〇次医療法改正等）。さらに同国会で医療制度改革関連法案が成立し、後期高齢者医療費窓口負担について、単身世帯は年金を含めて年収二〇〇万円以上、複数世帯では合計三二〇万円以上を対象に二割に引き上げることが法定化された。◆5

第三節　全世代型社会保障改革の本質と、今後の政府の改革戦略

すでにみてきたように、社会保障・雇用制度改革を一体的に推進する全世代型社会保障改革は、全世代型「負担増強＋生涯現役強制」改革と言い替えてよいだろう。めざすのは、経済成長の基盤となる「一億総活躍・生涯現役」社会の実現である。

1　社会保障の「縮小化」「産業化」「互助化」の推進

このうち社会保障改革については、「縮小化」（公的給付の削減）、「産業化」（経済成長戦略への組み込み）、「互助化」（地域住民による助け合いの醸成・促進）を推進する。

「縮小化」の柱の一つは、給付と負担の見直しである。医療・介護・年金等社会保険については保険主義をいっそう強化し、公費による社会保障（生活保護制度など）はその対象・内容を絞り込み、選別主義の徹底を図る。二つめは、医療・介護提供体制の再編である。病床の機能再編・削減（地域医療構想）とその受け皿としての地域包括ケアシステムの構築を並行させて推進することで、

国にとって安上がりで効率的な提供システムをつくりあげる。

「産業化」は、公的給付の削減部分を企業に委ねる市場化を土台にしながら、社会保障そのものを経済成長に資する内容に改編することをめざす。データヘルス、資格認証、ロボット・ＩＣＴの活用、ＡＩの実装化など、医療・福祉を「デジタル仕様」に変えていくのは成長戦略の柱の一つとして位置づけられており、目的はデジタル産業の育成、個人データ利活用の環境整備である。同時に、デジタル化は医療・福祉現場の合理化（生産性の向上）の手段ともされている。

「互助化」は、公的給付から外され、もしくは市場サービスを調達できない者を対象とした受け皿づくりであり、そのコアとなるのは二〇一七年二月、政府（「我が事・丸ごと」地域共生社会実現本部）が示した「我が事・丸ごと地域共生社会」構想である。それに基づく二〇一七年五月の社会福祉法「改正」は、本来、公的責任によって行われるべき様々な地域生活課題（我が事）への対応を地域住民の助け合い（互助）に丸ごと移し替えていくことを今後の地域福祉の基本方針とした。「我が事を丸投げ・地域に強制」社会構想といい換えてよいだろう。◆6

2 「無雇用」という働き方（働かせ方）の拡大

総務省「労働力調査」（二〇二一年度）によれば、二〇二〇年の六五歳以上の労働力人口は九二二万人で全労働力人口の一三・四パーセントを占める。就業者の割合は、男性では六五～六九歳で六〇・〇パーセント、七〇〜七四歳で四一・三パーセント、女性では六五〜六九歳で三九・九パーセント、七〇〜七四歳で二四・七パーセントであり、六五歳を過ぎても多くが就業している。欧米と比較しても日本の高齢者の比率は高くなっており、就業理由は、「生活の糧を得るため」が多数を占める。安倍内閣の七年間、特例水準の廃止、マクロ経済スライドの発動によって年金支給額が実質六・四パーセントも下がっており、高齢者が働かざるを得ない状態がすでにつくりだされている。雇用形態は非正規雇用が多く七六・三パーセントを占めている（労働者全体では三七・八パーセント）。さらに労働災害の発生率も他の年齢と比較して高く、六〇代後半の労災発生率（千人率）は、男性四・〇六人、女性四・〇〇人であり、それぞれ二〇代後半の一・九八倍、四・八七倍となっている。高齢者の労働災害件数は年々増加傾向にある（厚労省「労働者死傷病報告」等）。

全世代型社会保障改革の一環として推進される雇用改革は、雇用契約によらない「無雇用」という、非正規よりもさらに不安定かつ事業主にとって低コストな「就業」を拡大するものである。高齢者の〝フリーランス化〟であり、働いても収入が不足することを見越して兼業・副業が推奨されている。前述したように、フリーランスは、最低賃金や労働時間規制、労災補償等をはじめとする労働法の対象外となる。全世代型社会保障改革はここに年金制度の見直しを組み合わせる。年金支給額の削減や支給開始年齢の引き上げ（選択制ではなく強制）が実施されれば、高齢者は不安定・劣悪な条件・環境で働かざるを得ない事態にいっそう追い込まれることになるだろう。

コロナ禍のもと、仕事を失ったフリーランスがきわめて過酷な状態に置かれていることが明らかになっている。しかし、感染第二波襲来目前に発表された「第二次中間報告」は、フリーランスについて一項を設け、「多様な働き方の拡大、ギグエコノミーの拡大による高齢者雇用の拡大、健康寿命の延伸、社会保障の支え手・働き手の増加などの観点からもその適正な拡大が不可欠」とあえて強調した。全世代型社会保障改革は、不安定・劣悪な働き方（働かせ方）を高齢者のみならず、全世代に広げていくことを目論むものである。◆7

3　経済成長のための社会保障・雇用改革の一体化 ――コンセプトは「活躍・生涯現役」「人づくり」「生産性」

全世代型社会保障改革の目標は、「一億総活躍社会」「生涯現役社会」の実現による、人口減少下においても経済成長を可能とする国づくりである。

そのために「活躍」できる、すなわち政府の成長政策に貢献（動員）できる人材を確保する。それが「人づくり」であり、「人づくり革命」とは、人を「人」としてではなく「資本」（人的資本）として把握し、その確保のために現在の高齢者、及びやがて高齢期に達していく現役世代をふくめて、「元気で長く（死ぬまで）働き続ける」状況に追い込んでいく戦略である。それを下支えするために、年金の切り下げ、予防・健康づくりの推進などをはじめ社会保障全体を働き方（働かせ方）の見直しに合わせてつくり変えていく。働き手の確保と社会保障費の節約の「一石二鳥」というわけだが、この働き手の中には地域の助け合い（＝互助）の担い手も当然ふくまれているだろう。

「活躍」できない者（生産性が低いと判断された者）は容赦なく排除されていくことになる。

他方、企業に対してはその「活躍」を保障するため、支障となる社会保障費の事業主負担を削り込み、国民が世代間、世代内で「公平」に分担して負担する仕組みに切り替える。全ての世代にとって最も「公平」な負担（収奪）の手段として政府・財界が念頭に置いているのが消費税であることはいうまでもない。

4　岸田政権による全世代型社会保障改革の継承

（1）全世代型社会保障「検討会議」から「構築会議」へ

二〇二一年一〇月四日、岸田内閣が発足し、岸田首相は「成長と分配の好循環」と「コロナ後の新しい社会の開拓」を柱とする「新しい資本主義の実現」を政策の中心に掲げた。しかし、「新しい資本主義」の内容は具体的に示されておらず、「成長と分配の好循環」については、首相就任時には「分配なくして次の成長なし」と語っていたが、二〇二一年一二月六日の臨時国会所信表明演説では、「まずは、成長戦略」であり、「官と民が共に役割を果たし、協働して成長のための大胆な投資を行う」と述べ、「成長戦略」を前面に押し出す方針へと転換した。岸田政権がこれまで安倍・菅政権が推進してきた経済成長優先・新自由主義政治を引き継ぎ、加速させる役割を担う政権であることは間違いないだろう。

社会保障についても全世代型社会保障改革を継承することを明言し、一一月九日、全世代型社会保障検討会議の後継組織となる全世代型社会保障構築会議を発足させた。「働き方に中立的な社会保障・税制」「勤労者皆保険」を検討課題に挙げており、引き続き雇用・社会保障・税制の改革を一体的に推進する方向を示している。

(2)「公的価格」の見直しと「ポスト社会保障・税一体改革」

岸田政権は、「分配戦略」の一環として看護・介護職等の給与の引き上げ方針を示した。二〇二二年二月から九月までの期間、公費を投入し、月額で介護職九〇〇〇円、看護師四〇〇〇円の引き上げを図る(二〇二一年度補正予算)。しかし、全産業平均額と月八万円もの開きがある介護職の給与実態を抜本的に改善していくには全く不十分な水準であり(ケアマネージャー等一部サービス事業は対象外)、看護師は救急医療管理加算を算定する救急搬送件数が年二〇〇台以上の医療機関等に対象が著しく限定されている。一〇月以降は全世代型社会保障構築会議のもとに設置された公的価格評価検討委員会において、診療報酬・介護報酬(公的価格)への上乗せに切り替える方針が確認されているが、その方法では患者・利用者の自己負担の引き上げをもたらす問題がある。

合わせて、今般の給与引き上げの財源を、消費税収を用いた「社会保障の充実」分(社会保障・税一体改革フレーム)から新たに捻出するとしている点も見逃せない。経団連は、二〇二一年一〇月に発表した提言「今後の医療・介護制度改革に向けて」の中で、二〇二四年度に向けて「ポスト社会保障・税一体改革」の検討の必要性に言及し、現在封印されている消費税増税の議論を再開することを要請している。その際、これまでの「社会保障の機能強化」に替えて、エッセンシャルワーカー（ケア労働者）の給与改善（公定価格の引き上げ）を消費税増税の新たな論拠として持ち出してくる危険性がある。

第四節　全世代型社会保障改革への対抗構想――理念、財政、政策

コロナ禍は、雇用・社会保障を中核とする生活保障基盤がいかに脆弱《ぜいじゃく》なものだったかを余すところなく浮き彫りにした。それは歴代自民党政権が推進してきた新自由主義政治の行き詰まりの結果だが、岸田内閣は新自由主義政治をさらに進めることでその突破を図ろうとしている。政府が引き続き推進しようとしている全世代型社会保障改革は、低賃金・不安定就労の拡大による雇用の劣化、給付削減・負担増先行型の改革による社会保障の劣化という、コロナ以前から明らかになっていた構造的な問題を何ら解決するものではない。それどころか逆に生活保障基盤をさらに弱体化させ、社会全体を引き返せない破綻局面へと向かわせることになりかねない。

最後に、この全世代型社会保障改革に対する対抗構想のポイントについて、「理念」「財政」「政

策」の三つの視角から検討したい。

1　「支援」ではなくて「保障」——社会保障の理念をめぐって

全世代型社会保障改革の根拠法である社会保障制度改革推進法は、社会保障の理念、社会保障に対する国の責任のありようを一八〇度転換させた法律であり、憲法二五条を変質させる「立法改憲」といってよい。

社会保障改革の「基本的な考え方」がその第二条一項に示されており、「自助・共助・公助の適切な役割分担」を前提に、社会保障を「家族相互及び国民相互の助け合いの仕組み」ととらえ、その実現を「支援」していくことを国の役割としている。つまり、家族・国民の助け合いを支えることが国の責務であり、「自助・共助・公助の適切な役割分担」とは、まず「自助」（自己責任）で対処し、それで無理ならば「共助」（社会保険）で、それでも立ちゆかない場合に初めて「公助」（生活保護等）が発動される、すなわち最初から公的制度に頼らないことを国民に求めるものである。

菅前首相が「目指す」社会像として示した「自助・共助・公助＋絆」論はこの内容を基本的に踏襲したものだが、コロナ禍で国民全体が苦悩している時に、国政の最高責任者が「自助」（自己責任）を最優先することを堂々と公言し、さらに「共助」の意味を社会保険から家族の支えや住民の助け合いにすり替え、自前（自己責任）で対処できないことを家族（連帯責任）や地域（共同責任）

でカバーさせることを重ねて強調していることは、到底看過できるものではない。

そもそも社会保障は、資本主義のもとで生じる様々な生活課題に対して、「自助」で対処することが困難ゆえに確立し発展してきたものであり、「まずは自助で」の主張は、先人が築き上げてきた社会保障の歴史と到達を正面から否定するものである。また、社会保険は、社会保障制度改革推進法や社会保障制度改革国民会議が主張する単なる「共助」ではない。「負担なくして給付なし」の保険原理を、社会原理（責任主体としての国と資本、低所得者等の負担軽減、必要充足の原則）によって修正するのが社会保険であり、「社会保険＝共助」という強調は、公費に過度に依存すべきではないという主張に容易に接合していく。さらに政府が強調している「給付と負担のバランス論」も、そもそも両者をリンクさせるのは誤りで、逆に遮断することを（給付は負担ではなく必要に応じて、負担は給付ではなく支払い能力に応じて）、制度設計の基本としなければならない。

加えて、政府が〝最初から頼ってはならない〟としている「公助」は、そもそも辞書にも掲載されていない造語にすぎない。社会保障は、「公」が脇から助ける「支援」（公助）ではなく、国が「公」的責任を果たす「保障」を本質とするものである。

2　社会支出の拡大を――社会保障財政をめぐって

国民総所得（GNI）に対する社会支出（社会保障給付）の割合をスウェーデン、フランス、ドイツ、イギリス、日本、アメリカの六か国で比較すると、フランスが四五・一〇パーセントと最も高く、次いでスウェーデン（四一・四九パーセント）、ドイツ（三六・二〇パーセント）と続いており、日本はアメリカ（三〇・六一パーセント）、イギリス（三〇・六七パーセント）とほぼ同水準で三〇・九六パーセントである。人口規模を考慮して算出した一人当たり社会支出では、日本は六か国中最低（一万一〇二六ドル）であり、スウェーデンを一〇〇とすると日本は五一にすぎず、総額でみれば、フランスより年間七五兆円も少ない財政規模である。◆8 そもそも世代間の損得勘定の議論が成立するようなレベルではないということだ。

全世代型社会保障改革は、こうした「小さなパイ」を世代間・世代内で無理矢理配分し、内部で負担を分かち合い、それによって生じる政策的な矛盾を「自助」や「共助」に押しつけようというものにほかならない。「給付は高齢世代中心」と説明されているが、高齢化に伴って医療・介護等の給付額が大きくなるのは当然であり、しかも現役世代と比べてその額が大きいといっても決して十分なものとはいえないことは、現在の国民年金の支給水準ひとつとっても明らかである。現役世代への給付が少ないのは、高齢者への給付が「大きい」ことが原因ではなく、そもそも現役世代に配分してこなかった政府の責任である。

現状で生じているのは年齢を問わない「全世代」にわたる貧困・生活困難であり、それが今般のコロナ禍のもとで拡大・深刻化している中、その打開のために大胆な公費の投入を前提とした方策が求められている。しかし全世代型社会保障検討会議の三つの報告書の財源論では、国と資本の負担はじめから検討の対象に入っていない。消費税によらない公費負担を中心とした財政構造への転換、社会保障に対する国の財政責任の抜本的な強化が求められる。中小企業への支援を前提に、事業主負担（税、社会保険料）を大幅に増やすことも必要である。

3　雇用・社会保障の新たな一体改革を

改革の起点となっている社会保障制度改革推進法を廃止し、社会保障理念の再生（「支援」から「保障」への再転換）と、「必要充足」「応能負担」原則を土台に据えた個別制度の抜本的な見直しが求められる。今後計画されている制度改悪の検討を中止することはもちろん、これまで全世代型社会保障改革（社会保障・税一体改革）において改変されてきた制度を改革以前の状態にいったんリセットする当面の緊急改善と、さらに歩を進めて制度の抜本的な改革が必要とされる。

例えば、介護でいえば、介護保険利用料を一割負担に戻す、要介護一、二の利用者も原則特別養護老人ホームの入所対象とする等の緊急改善から、介護の無償化（利用料の廃止）や要介護認定制度の廃止など制度の根幹部分に関わる改革（＝再設計）へと射程を広げることが課題となる。◆9 年金では、マクロ経済スライドの発動停止さらに廃止、在職老齢年金制度の廃止、原則六五歳支給の堅持と合わせ、最低保障年金制度の創設へと踏み出す必要があるだろう。高齢者をはじめ良好な労働条件で働く権利の保障が不可欠であり、個々の事情に応じて「年金」「雇用・就業」を自由に選択できる環境を整備していくことが求められる。これらは、消費税の減税・廃止の論点をふくめ、二〇二一年の衆院選で大きな力を発揮した市民と野党の共通政策をより深掘りし、ブラッシュアップしていく課題ともなろう。

合わせて、高度経済成長期には有効だった「男性正規雇用（終身雇用）＋家族扶養」（「夫婦＋子ども」＝標準世帯モデル）を基本とした生活保障システムが、今日の事態には到底対処し得ないものになっていること、さらにその大きな要因となっている制度化された非正規労働という雇用形態の発祥が主婦のパート労働であるという点からいえば、社会保障制度、雇用制度をめぐる構造的な問題をジェンダーの視点から捉え、政策課題を掘り下げていくことが必須となる。◆[10] また、最近注目を集めているケア論の立場からいえば、人は誰もが他者に依存しなければ生きていけない存在であることを出発点とする「ケアの倫理」は、市場での自由な選択、自己決定が可能な「強い個人」を前提とした新自由主義に対する人間観のレベルでの明確な対抗概念であり、◆[11] あるべき政治・経済、民主主義を構想し、実現させていく基本的な視座になるだろう。

コロナ禍によって社会保障・雇用の劣化による矛盾、困難が露呈し、貧困・格差が拡大している今こそ、憲法二五条の理念に立ち返り、少子高齢化、人口減少に真に向き合う新たな社会ビジョンを描き、社会保障制度、雇用制度、税制全体を根本から見直さなければならない。

注

◆1 「特集／総批判・社会保障と税の一体改革」、『法と民主主義』二〇一二年四月号、横山壽一「社会保障制度改革推進法は何を狙うのか」、『経済』二〇一二年一二月号、参照。

◆2 日本経済新聞二〇一八年九月四日付。

◆3 雇用・社会保障一体改革の端緒を開いたのは、安倍政権のもとで当時「官邸政治」を主導していた経産官僚（省）だったとの指摘がある。濱畑芳和「高齢者を手始めに雇用を切り崩す『生涯現役社会』」、『住民と自治』二〇二一年四月号参照。

◆4 二〇二一年一二月二〇日、政府の規制改革推進会議において、入所者三人に対して少なくても職員一人の配置を義務づけている現行の人員配置基準を、センサーなどのIT機器の活用を要件に入所者四人に対して一人の配置とする大幅な緩和案が報告されたことが報じられている（日本経済新聞二〇二一年一二月二一日付）。

◆5 二〇二二年度予算編成に向けた大臣折衝（財務・厚労）において、二二年一〇月から実施することが合意された。

◆6 山崎光弘「我が事・まるごと地域共生社会の本質と課題」、『社会保障』二〇一七年夏季号参照。

◆7 政府の雇用制度改革の内容と本質、社会保障改革との関係について、伍賀一道「全世代型社会保障と高齢者の就労」、『国民医療』№三四六参照。

◆8 唐鎌直義「アフターコロナの社会保障と私たちの働き方」、『大阪保険医雑誌』二〇二一年三月号。「本当に社会保障・社会福祉にはお金はないの?」、『福祉のひろば』二〇二一年四月号。

◆9　中央社会保障推進協議会（中央社保協）「介護保険制度の抜本改革提言（案）」。中央社保協ホームページ「介護改善運動データバンク」に収載。

◆10　新自由主義とジェンダー規範との関係を論じたものとして、菊池夏野『日本のポストフェミニズム――「女子力」とネオリベラリズム』大月書店、二〇一九年、第一章、第二章参照。

◆11　ケア・コレクティブ著、岡野八代訳『ケア宣言――相互依存の政治へ』大月書店、二〇二一年、ファビエンヌ・ブルジェール著、原山哲他訳『ケアの倫理――ネオリベラリズムへの反論』白水社、二〇一四年、参照。

終章　新自由主義をこえる

横山壽一

第一節　コロナ禍を増幅させた新自由主義

コロナ禍は、世界中で人々のいのちや健康を奪い、労働と生活を足元から揺るがしている。感染しても治療が受けられない人、持病の治療やケアを受ける機会を制限された人も少なくない。日本も例外ではなく、医療崩壊・介護崩壊に直面し、いのちの危険にさらされる日々が二年以上も続いている。

一見すると自然災害にみえるコロナ禍も、そこには人為的な要素が多分に関わっていることが指摘されている。新たな感染症拡大の頻発が、人間による開発や環境破壊に起因することは常識になりつつある。[1] コロナ感染による多数の死者も、まともに医療が受けられないほど医療体制を縮小し、あるいは整備を怠ってきたことで倍加され、経済成長と効率最優先の経済政策がもたらした格差と貧困、労働市場の劣化が、エッセンシャル・ワーカーの不足を生み、危険にさらし、いのちと暮らしの砦を掘り崩してきたことでさらに被害が増幅された。これらは、コロナ禍を自然災害として片づけるわけにはいかず、人災として捉える必要を示している。

コロナ禍を人災としてみることは、社会経済のあり方をあらためて問い直すことを意味する。その問い直されるべき対象は、市場重視の立場から戦後の福祉国家体制に攻撃を加え、社会保障などの公共的・共同的な生活基盤や労働者保護の仕組みに転換を迫って縮小・再編を進めてきた新自由主義的政治・経済そのものである。

新自由主義は、ケインズ政策の限界が見え始めた一九七〇年代に、市場機能の復権をめざす経済理論として各国の経済政策に影響を広げてきたが、市場の自由は「自由の基礎」であり、政府による強制は自由の侵害だとして、経済政策だけでなく政治体制にも転換を求めたことから[2]、各国の支配層はここに活路を求め、福祉国家によって規制されてきた資本の自由を取り戻し「階級権力を回復する[3]」政治経済「改革」を進めた。新自由主義は、当然ながら格差や貧困を広げることになり、各国で一定の見直しを余儀なくされてきた。しかし、市場重視の政策や「小さな政府」論は、グローバル化で激しさを増す地球規模の大競争の中で、依然として強い影響力を持ち続けている。日本においても、民主党政権の発足によって一時的に影響力を削がれたが、安倍政権によって復権し、大きな見直しがないまま今日に至っている。

日本の新自由主義的政治・経済は、各章で分析されているように、医療提供体制、医療保険制度、公衆衛生体制、介護保険制度、雇用・労働など公共的・共同的な生活基盤や労働者保護などを、構造改革という名の新自由主義改革によって足元から掘り崩し、脆弱《ぜいじゃく》な体制に変えてきた。ただし、その中にあっても、憲法が掲げる人権原理を立って制度改悪を許さず、あるいは部分的な改悪にとどめ、守り続けたものが数多くあることも見落としてはならない。国民皆保険体制、施設介護の企業参入禁止、医療における現物給付原則、混合診療の全面解禁の禁止などである。

そうした脆弱性が、コロナ禍によって一気に浮き彫りになった。今こそ、その脆弱性をもたらし、国民のいのちと暮らしを危機にさらし続けている新自由主義的政治・経済そのものを問い直し、転換を図らなければならない。では、どう転換を図るべきか。

第二節　経済の基準から社会の基準への転換
――「社会的共通資本」の理論と思想を手がかりに

新自由主義の影響が広がる中で、市場原理主義の危険にいち早く警鐘を鳴らし、国民のいのちや暮らしを守る社会的な装置は市場の基準ではなく、社会的な基準にもとづいて維持・運営されるべきことを提起し、新自由主義に真っ向から立ち向かった経済学者の一人が宇沢弘文である。宇沢は、「各市民、生存に重要な関わりをもつか、あるいは地域社会の安定的、持続的存在に必要不可欠な役割を果たすものやサービスを生み出す希少資源」を「社会的共通資本」と呼び◆4、医療も教育とならんで最も重要な構成要素と位置づけて、社会的な基準に基づくあり方について多くの問題提起を行ってきた。そこには、新自由主義からの転換を図るための多くの手がかりが含まれている。

宇沢は、日本の皆保険制度を「平和憲法の原点に立ち戻って、すべての人々の人間的尊厳と魂の自立が守られ、市民の基本的権利が最大限に確保されるような理想的社会を求める社会的共通資本としての医療を具現化するための制度的条件を明示したもの」と高く評価する。[5] しかし、現実の歩みはそれを満たすものではなかったとし、さらには、中曽根政権以降、市場原理主義が日本の医療や教育という社会的共通資本の核心にまで影響を及ぼしつつあると指摘し、医療費抑制政策を医に経済を合わせるのではなく、経済に医を合わせる市場原理主義的政策だと強く批判した。[6]

では、医療に経済を合わせるとはどういうことか。それは社会的基準によって運営される望ましい医療をつくり出すことを意味する。具体的には次の通りである。「望ましい医療制度について、その経済的側面を考えるとき、まず要請されることは、医師が、職業的、医学的観点からみてもっとも望ましいと思う医療をおこなったときに、その時に必要となった費用が、その医師の所属している医療機関の収入と一致していなければならないということである。つまり、現行の保険点数制度におけるような、医学的最適性と経済的ないしは経営的最適性の間の乖離《かいり》が存在してはならないということである。また望ましい医療制度を、需要面からみたときに、患者が、所得の多寡、居住地域、人種的ないし性的な条件などによって、医学的に必要とされる、最適な診療を受けられないようなことがあってはならないということが要請される[7]」。

そのための管理・運営については、まず、「政府」がこうしたサービスを提供する責務を負うとする。政府は、医療体系の計画を策定し、病院の建設・管理が医学的な観点から最適なものとなるための必要な財源措置、医師、看護師、検査技師などの専門的職業科の養成、医療施設の建設、設備、検査機器、医薬品などの供給が可能となる体制の整備、すべての市民が社会的に公正な価格で保健・医療サービスを享受できることに責任を持つ。しかし、医療機関そのものは、原則として私的な性格を持つことが医学的、社会的、文化的に望ましいとする。[8]これは、医療の実質的内容に政府は介入・管理してはならず、医師の医学的判断に委ねるべきとの立場から導かれており、市場に委ねることをよしとしているわけではない。さらにいえば、医療をコモンズとして位置づけ、その管理形態はコモンズに関わる人々による「協同体的組織」が望ましいとする考え方に由来している。[9]

市民の基本的な権利を保障する資源や制度を社会的共通資本として位置づけ、市場の基準ではなく社会的基準で管理・運営し、政府はそのことを可能にする制度的、財政的措置に責任を持ち、直接のサービス提供は専門家集団に委ね、運営は構成員による協同で行うとする宇沢の考え方には、新自由主義をどのように超えていくか、その方向性が示されている。重要なのは、新自由主義が市場的基準にもとづいて社会保障の公共的な利益を個別的利益へ分解し市場化・商品化することに対して、公的責任と社会的基準にもとづく管理・運営によって社会保障の公共性・公益性を取り戻すだけではなく、社会保障の共同性をサービスの利用・提供において取り戻すことの必要性を提起していることである。公共性を取り戻しても集権的、官僚的な管理を許せば権利は保障されないし、市場的な公平性や損得勘定という個別的利益を優先する意識のままでは、容易に市場に引き戻されてしまう。それを食い止めるのが共同性にほかならない。[10]

この考え方は、いうまでもなく医療だけでなく、公衆衛生、介護、生活保護、年金、雇用など社会保障のどの分野にも適用することができる。そして、保健・医療・介護等における公的セクターの拡充だけでなく、制度における民主主義的な管理・運営の確立、診療報酬・介護後報酬、保険料・利用料の社会的基準にもとづく組み換えなど、多くの具体的な改善課題の指針にもなりうる。

宇沢は、市場原理主義を「簡単に言ってしまうと、儲けることを人生最大の目的として、倫理的、社会的、人間的な営為を軽んずる生き様を良しとする考え方である。人間として最低の考え方である」と批判した。◆11 世界と日本は、四〇年余り、この「人間として最低の考え方」に基づく政策によって翻弄《ほんろう》され、「倫理的、社会的、人間的な営為を軽んずる生き様」を求められ、いのちや暮らしを守る砦《とりで》を失った。そこからの回復は容易ではないが、コロナ禍がその必要性を浮き彫りにし、ゆがんだ形ではあるが、新自由主義とは真逆の政策を実施せざるをえない状況をともかくもつくり出した。今こそ、その変化を足場に新自由主義からの本格的な転換へと踏み出していかねばならない。

注

◆1 山本太郎『感染症と文明』岩波新書、二〇一一年、など参照。
◆2 M・フリードマン『資本主義と自由』(二〇〇二年版)日経BP社、二〇〇八年、第1章。
◆3 D・ハーヴェイ『新自由主義』作品社、二〇〇七年、四五ページ。

◆4　宇沢弘文『宇沢弘文傑作論文全ファイル』東洋経済新報社、二〇一六年、一六二ページ。
◆5　同上、二四九ページ。
◆6　同上、二五四ページ。
◆7　同上、二七二ページ。
◆8　同上、二五九ページ。
◆9　同上、一六六ページ。宇沢はコモンズについて「特定の場所が確定され、対象となる資源が限定され、さらに、それを利用する人々の集団ないしはコミュニティが確定され、その利用に関する規制が特定されているような一つの制度を意味する」と説明している。一七四～一七五ページ。
◆10　横山壽一『社会保障の再構築』新日本出版社、二〇〇九年、第6章参照。
◆11　宇沢弘文、前掲書、二四四ページ。

あとがき

本書は、日本医療総合研究所の研究・研修委員会のもとに設置された「医療・介護の再編と社会保障『改革』部会」の研究成果である。研究所では、常時二〜三の研究部会を設け、調査研究等に取り組み、研究成果を社会へ還元してきたが、本部会は、これまでの部会とは異なり、当初から出版を目的に設置された。部会は研究所外からの参加も得て九名で構成し、二〇二一年四月から定期的に研究会を開催。コロナ禍の拡大を目の当たりにしながら、現状分析にとどまらず被害を広げた社会保障の脆弱な構造を浮き彫りにする検討を進めてきた。不十分さは多々あるが、新自由主義からの転換の動きを加速化させるためにも急ぐ必要があると考え出版に踏み切った。

出版にあたっては、二〇一三年の『皆保険を揺るがす医療改革』に続き、角田真己さんにお世話になった。過密日程のなか、多くの適確な指摘をいただき不十分さを補うことができた。記して感謝を申し上げたい。

二〇二二年三月

執筆者を代表して　横山壽一

執筆者一覧

横山壽一…日本医療総合研究所副理事長。『いま地域医療で何が起きているのか』（旬報社、二〇一八年、共著）、『老後不安社会からの転換』（大月書店、二〇一七年、共著）他。

長友薫輝…佛教大学准教授。『感染症に備える医療・公衆衛生』（自治体研究社、二〇二一年、編著）、『地域の病院は命の砦』（同前、二〇二〇年、共編著）他。

松山洋…全国保険医団体連合会事務局主幹。「菅政権が進める医療保険制度改革等の概要とその問題点」（『国民医療』三四九、同前）他。

波川京子…元川崎医療福祉大学教授。『看護学生・新人のための看護ケアに活かす感染対策ガイド　改訂第二版』（診断と治療社、二〇一九年）他。

寺尾正之…日本医療総合研究所研究・研修委員。『皆保険を揺るがす「医療改革」』（二〇一三年、新日本出版社、共著）、『誰でも安心できる医療保障へ』（二〇一一年、大月書店、共著）他。

曽我千春…金沢星稜大学教授。『社会保障裁判研究』（ミネルヴァ書房、二〇二一年、共著）、『高齢期社会保障改革を読み解く』（自治体研究社、二〇一七年、共著）他。

佐藤英仁…東北福祉大学准教授。『医師・看護師不足の現状と労働環境』（ブイツーソリューション、二〇一五年）、『皆保険を揺るがす「医療改革」』（二〇一三年、新日本出版社、共著）他。

村田隆史…京都府立大学准教授。『新版　基礎から学ぶ社会保障』（自治体研究社、二〇一九年、共編）、『医療・福祉と人権』（旬報社、二〇一八年、共著）他。

林泰則…全日本民主医療機関連合会事務局次長。『老後不安社会からの転換』（大月書店、二〇一七年、共著）、『皆保険を揺るがす「医療改革」』（二〇一三年、新日本出版社、共著）他。

日本医療総合研究所
公益財団法人。医療従事者、学者、専門家等によって構成され、日本医療労働組合連合会やその加盟組織、医療福祉関係団体などと連携する研究機関。調査研究にとどまらず、講座・セミナー・シンポジウム・研修会・研究集会、定期刊行物『国民医療』をはじめとする出版活動にとりくむ。単行本では、『皆保険を揺るがす「医療改革」』(2013年、新日本出版社)、前身の国民医療研究所では『市場化の中の「医療改革」』(2005年、同)などを刊行。

コロナ禍《か》で見《み》えた保健《ほけん》・医療《いりょう》・介護《かいご》の今後《こんご》——新自由主義《しんじゆうしゅぎ》をこえて

2022年 4月10日 初 版

著 者 公益財団法人
日本医療総合研究所
発行者 田 所 稔

郵便番号 151-0051 東京都渋谷区千駄ヶ谷 4-25-6
発行所 株式会社 新日本出版社
電話 03 (3423) 8402 (営業)
03 (3423) 9323 (編集)
info@shinnihon-net.co.jp
www.shinnihon-net.co.jp
振替番号 00130-0-13681

印刷 亨有堂印刷所 製本 小泉製本

落丁・乱丁がありましたらおとりかえいたします。

ISBN978-4-406-06673-0 C0036 Printed in Japan